Maur • Schwenck

Störungsübergreifende Gruppentherapie für Kinder und Jugendliche

Dr. Klaus-Ulrich Oehler gewidmet

Sabine Maur • Christina Schwenck

Störungsübergreifende Gruppentherapie für Kinder und Jugendliche

Kompetenzen fördern mit FESKKO

Mit Online-Materialien

BELTZ

Anschrift der Autorinnen:
Dipl.-Psych. Sabine Maur
Psychologische Psychotherapeutin
Fortbildungsinstitut für Kinder- und Jugendpsychologie (fkjp)
Kaiserstr. 29
D-55116 Mainz
E-Mail: sml@fkjp.de

Dr. Dipl.-Psych. Christina Schwenck
Goethe-Universität Frankfurt
Klinik für Psychiatrie, Psychosomatik und Psychotherapie des Kindes- und Jugendalters
Deutschordenstr. 50
D-60528 Frankfurt/Main
E-Mail: christina.schwenck@kgu.de

Dieses Buch ist auch als E-Book erhältlich
(ISBN 978-3-621-28118-8)

1. Auflage 2013

Programm PVU Psychologie Verlags Union
http://www.beltz.de

Lektorat: Karin Ohms
Herstellung: Uta Euler
Illustrationen: Claudia Styrsky, München
Umschlaggestaltung: Federico Luci, Köln
Umschlagbild: veer/ISP2001091
Satz: Beltz Bad Langensalza GmbH, Bad Langensalza
Gesamtherstellung: Beltz Bad Langensalza GmbH, Bad Langensalza

Printed in Germany

ISBN 978-3-621-28040-2

Inhaltsübersicht

Inhalt

Geleitwort

Reine Störungsbilder, so wie sie in den Klassifikationssystemen vorgestellt werden, stellen idealtypische kategoriale Beschreibungen dar; komorbide Störungsbilder sind in der klinischen Praxis eher die Regel als die Ausnahme. Dazu kommt, dass die psychologischen Prozesse, durch die unterschiedliche psychische Erkrankungen entstehen und aufrechterhalten werden, viele Ähnlichkeiten aufweisen. So stellen z. B. Selbstwertprobleme oder soziale Kompetenzdefizite bei völlig unterschiedlichen Diagnosen wichtige Faktoren dar, durch die die jeweilige Erkrankung aufrechterhalten wird. In den letzten Jahren hat die Einsicht, dass unterschiedliche psychische Störungen viele Überschneidungen aufweisen, zur Formulierung eines transdiagnostischen Ansatzes geführt, der darauf abzielt, solche Kompetenzen zu stärken, die bei vielen psychischen Störungen eingeschränkt sind und deren Förderung zu einer Bewältigung der Erkrankung beitragen kann. Ansatzpunkt für die therapeutischen Interventionen sind dabei nicht die jeweiligen Diagnosen, sondern die spezifischen Defizite in zentralen Kompetenzbereichen. Transdiagnostische Therapiemanuale können somit als eine neue Generation von Anleitungen gesehen werden, die die bekannten störungsspezifischen Interventionskonzepte ergänzen.

Der Ansatz des von Sabine Maur und Christina Schwenck vorgelegten Therapiemanuals ist sehr treffend: Es geht um die Förderung der wichtigsten Kompetenzen im emotionalen, sozialen und kognitiven Bereich bei Kindern. Das Manual stellt einen gruppentherapeutischen kognitiv-behavioralen Ansatz für 7- bis 13-jährige Kinder vor; dabei nimmt die Elternarbeit aus guten Gründen einen relativ großen Raum ein. Der Indikationsbereich ist sehr breit; er umfasst die häufigsten und wichtigsten psychischen Störungen bei Grundschulkindern. In den einzelnen Modulen werden zentrale Kompetenzbereiche adressiert; das Therapieprogramm ist sehr effizient aufgebaut und umfasst insgesamt zehn bis 16 Sitzungen.

Das Manual von Maur und Schwenck weist eine ganze Reihe von besonderen Vorzügen auf, von denen einige beispielhaft genannt seien:

- Die spezifischen Interventionsziele für die verschiedenen diagnostischen Gruppen werden sehr differenziert dargestellt; hierdurch wird die Verbindung zwischen der gängigen störungsspezifischen Perspektive und einem transdiagnostischen Ansatz didaktisch geschickt und überzeugend verständlich gemacht.
- Es wird aufgezeigt, wie die wichtigsten Grundbedürfnisse der Kinder von den Therapeutinnen angesprochen werden können; damit wird die Verbindung von wissenschaftlichen Grundkonzepten und therapeutischen Interventionen in schöner Weise hergestellt.
- Zu den einzelnen Kompetenzbereichen findet sich eine sehr differenzierte Aufstellung von Lernzielen.
- Die Anleitungen zu den einzelnen Modulen sind außerordentlich konkret und praktisch und sehr gut umsetzbar. Hilfreich sind auch die 72 Arbeitsblätter für

Eltern und Kinder und die Folien, die in den Gruppensitzungen verwendet werden können. Auf diesen Folien sind z. B. sehr gut nachvollziehbare Störungsmodelle für die verschiedenen Diagnosen dargestellt.

Für mich besonders überzeugend ist der im Manual erkennbare rote Faden: Das Manual ist sehr stringent aufgebaut, von den theoretischen Grundlagen über die Interventionsprinzipien und deren praktische Realisierung in der Gruppenleitung und Stundengestaltung bis hin zur konkreten Beschreibung der einzelnen Übungen. Das Therapieprogramm ist außerdem sowohl für Eltern und Kinder sehr transparent gestaltet; hierin wird eine – aus meiner Sicht vorbildliche – wertschätzende und respektvolle Haltung gegenüber Eltern ebenso wie gegenüber Kindern spürbar. Beeindruckend ist für mich schließlich die Kreativität der Autorinnen, die sich in den vielen neuartigen Übungen und Interventionsvorschlägen zeigt.

Die Arbeit von Maur und Schwenck stellt somit eine ausgesprochen gelungene Verbindung von wissenschaftlicher Grundhaltung, pragmatischem Zugang, praktischer Erfahrung, und therapeutischer Sensibilität dar; mit diesem Manual haben wir eine echte Weiterentwicklung unserer therapeutischen Möglichkeiten gewonnen. Ich kann die beiden Autorinnen hierzu nur beglückwünschen!

Marburg, im Januar 2013 *Prof. Dr. Fritz Mattejat*

Teil I
Grundlagen

1 Einleitung

Dieses Buch ist ein kognitiv-verhaltenstherapeutisch orientiertes Gruppenpsychotherapiemanual zur Förderung emotionaler, sozialer und kognitiver Kompetenzen im Kindes- und Jugendalter (FESKKO). Gefördert werden sollen

- die De- und Enkodierung von Emotionen, der funktionale Umgang mit negativen Emotionen (Emotionsregulation), Perspektivenübernahme und Empathie;
- die Identifikation und Korrektur dysfunktionaler Wahrnehmungsmuster (Selbst- und Fremdwahrnehmung) und Kognitionen;
- selbstsicheres und prosoziales Verhalten bzw. soziale Fertigkeiten;
- Selbstwertgefühl und Selbstwirksamkeit;
- Handlungskontrolle und Problemlösefähigkeiten.

Zielgruppe sind 7- bis 13-jährige Kinder mit externalisierenden und internalisierenden Problemen sowie Auffälligkeiten in der Persönlichkeitsentwicklung, die in stationären und ambulanten Einrichtungen der Kinderpsychotherapie, Kinderpsychiatrie und der Jugendhilfe sowie in Beratungsstellen behandelt werden.

Der Grund für die breite Indikationsstellung liegt darin, dass viele Kinder zwar Verhaltensauffälligkeiten zeigen, die eher einen externalisierenden oder internalisierenden Schwerpunkt haben, aber fast immer auch Auffälligkeiten aus dem jeweils anderen Störungsspektrum zu beobachten sind. Einige Kinder zeigen solche Überschneidungen in einem Ausmaß, dass man von »kombinierten Störungen« oder von Komorbidität spricht. Für die Mehrzahl der Kinder aber sind die strengen ICD-10-Kriterien für eine zweite Störung nicht erfüllt – dennoch beobachten wir subklinische Auffälligkeiten, die häufig therapeutisch nicht oder nicht ausreichend beachtet werden. So kämpfen viele hyperaktiv-aufmerksamkeitsgestörte Kinder mit Versagens- und Leistungsängsten und einem schwankenden Selbstbewusstsein, viele dissoziale Kinder mit einem zu ausgeprägten Selbstbewusstsein und wenig Empathie, viele ängstliche und depressive Kinder mit Wutanfällen und oppositionellem Verhalten im familiären Bereich. Die Kombination der Auffälligkeiten lässt bei einigen dieser Kinder ein unsicheres Bindungsmuster und/oder die frühe und wiederholte Verletzung elementarer menschlicher Grundbedürfnisse wie Kontrolle, Lust, Bindung und Selbstwerterhöhung vermuten (Grawe, 2004). Kommen frühe traumatisierende Erfahrungen hinzu, so ist bei diesen Kindern aufgrund der Qualität und Quantität der Verhaltensschwierigkeiten eine komplexe Traumafolgestörung zu vermuten (Van der Kolk et al., 2009; Schmid et al., 2010) bis hin zu einer Gefährdung der Persönlichkeitsentwicklung in der Adoleszenz (vgl. Adam & Peters, 2003).

Hinzu kommt, dass sich Behandler (zumindest im stationären Bereich) ihre Patienten nur selten »aussuchen« können und zudem oft nicht über die erforderlichen zeitlichen Ressourcen verfügen – ganz pragmatisch muss man also sehr voneinander verschiedene Kinder in *einer* Gruppe behandeln. Zur Förderung von Ressourcen und

Kompetenzen der Kinder scheint uns aber die *komplementäre* Besetzung von therapeutischen Gruppen im Kinderbereich besonders geeignet und wichtig: Aus den Studien zum Modelllernen wissen wir, dass Menschen von Modellen, die ihnen ähnlich sind, am besten lernen. So sind optimale Modelle für Kinder andere Kinder und nicht Erwachsene. In homogen besetzten Gruppen zeigt sich entsprechend manchmal der Effekt der Verstärkung negativer Verhaltensweisen (z. B. Devianztraining), oder die Therapeuten müssen selbst als Modell dienen, da die Kinder einheitlich Defizite in bestimmten Kompetenzbereichen haben. Hier ist der Vorteil einer heterogenen Gruppenzusammensetzung, dass die Kinder, gesteuert durch die Therapeuten, in komplementären Bereichen Modell für die anderen Kinder sein können. Ein extravertiertes Kind kann so zum Beispiel Rollenmodell für ein sozial ängstliches Kind sein, weil es sich traut, an einem Rollenspiel teilzunehmen. Gleichzeitig kann das extravertierte Kind von dem sozial ängstlichen Kind lernen, sich zu melden, bevor es etwas sagt.

Tabelle 1.1 gibt einen ersten, zusammenfassenden Überblick über das vorliegende Gruppentherapiemanual FESKKO.

Tabelle 1.1 FESKKO im Überblick

Rationale	▶ kognitiv-verhaltenstherapeutisch orientiertes Manual einer Gruppenpsychotherapie für Kinder mit internalisierenden und externalisierenden Störungen ▶ einsetzbar im stationären und ambulanten Bereich, als geschlossene oder offene Gruppe ▶ optional mit engem Einbezug der Eltern (bzw. der Betreuer)
Altersbereich	▶ 7 bis 13 Jahre (7–10 und 11–13 Jahre)
Indikation/ Störungsbilder	▶ Kinder mit Defiziten in den sozialen, emotionalen und kognitiven Kompetenzen ▶ Aufmerksamkeitsdefizit-/Hyperaktivitätsstörung (ADHS) ▶ Störungen des Sozialverhaltens ▶ Angststörungen ▶ Depressive Störungen ▶ Traumafolgestörung
Umfang	▶ Modulartig aufgebaut mit 8 Bausteinen: – Modul 1 »Kennenlernen« – Modul 2 »Selbstwert« – Modul 3 »Emotionen« – Modul 4 »Kognitionen« – Modul 5 »Selbst- und Fremdwahrnehmung« – Modul 6 »Emotionsregulation«/»Problemlösen«

▶

Tabelle 1.1 (Fortsetzung)

	– Modul 7 »Familie« – Modul 8 »Elternabend« ▶ Dauer je Einheit: 60 Minuten, ein- bis zweimal wöchentlich ▶ Elternarbeit: ein Elternabend (90 Minuten); einmal wöchentlich 30 Minuten ▶ Gesamtumfang zwischen 10 und 16 Sitzungen
Inhalte/Ziele Kinder	Verbesserung und Förderung ▶ der De- und Enkodierung von Emotionen, des funktionalen Umgangs mit negativen Emotionen (Emotionsregulation), der Perspektivenübernahme und der Empathiefähigkeit ▶ der Identifikation und Korrektur dysfunktionaler Wahrnehmungsmuster (Selbst- und Fremdwahrnehmung) und Kognitionen ▶ selbstsicheren und prosozialen Verhaltens bzw. der sozialen Fertigkeiten ▶ von Selbstwertgefühl und Selbstwirksamkeit ▶ von Handlungskontrolle und Problemlösefähigkeiten
Inhalte/Ziele Eltern	▶ intensive Psychoedukation ▶ aktive Unterstützung des Kindes ▶ Förderung von Einfühlungsvermögen und Selbstreflexion ▶ Verbesserung der Eltern-Kind-Beziehung ▶ Stärkung der Erziehungskompetenz mit dem Ziel des Selbstmanagements ▶ Austausch und Reflexion der Eltern innerhalb der Gruppe
Methoden	▶ primär kognitiv-verhaltenstherapeutisch orientierte Methoden wie Rollenspiele, differenzielles und korrektives Feedback, Lernen am Modell, Prompting, graduelle Exposition, Kontingenzmanagement, Gruppenarbeit, wöchentliche Hausaufgaben, kognitive Umstrukturierung, Selbstinstruktionen, Förderung korrektiver emotionaler Erfahrungen, Psychoedukation, Training sozialer Fertigkeiten ▶ Voraussetzungen: gute therapeutische Beziehung, professionelle therapeutische Haltung, detailliertes störungsspezifisches Wissen, Einbettung in ein multimodales therapeutisches Gesamtkonzept

2 Indikation/Störungsbilder

Indikation für die Teilnahme an einer FESKKO-Gruppentherapie sind Defizite in den sozialen, emotionalen und kognitiven Kompetenzen. Solche Defizite können in leichter bzw. subklinischer Ausprägung vorliegen, ohne dass die Kriterien für ein kinderpsychiatrisches Störungsbild erfüllt sein müssen. Die Defizite können aber auch Teil eines Störungsbildes sein. Im Folgenden wollen wir in kurzen Zusammenfassungen die für dieses Gruppenprogramm wichtigsten kinderpsychiatrischen Störungsbilder darstellen, wie sie in ICD-10 (Dilling et al., 2011) bzw. DSM-IV-TR definiert werden. Grundlegende Kenntnisse bzgl. der Störungsbilder einschließlich der Diagnostik setzen wir voraus.

2.1 Aufmerksamkeitsdefizit-/Hyperaktivitätsstörung (ADHS)

Fallbeispiel

ADHS

Der 8-jährige Klaus hat in der Schule große Schwierigkeiten mit der Konzentration. Immer wieder lässt er sich durch Kleinigkeiten leicht ablenken und sorgt mit seiner Unruhe dafür, dass sich auch die anderen Kinder nicht gut konzentrieren können. Das hat zur Folge, dass niemand mehr neben ihm sitzen möchte. Klaus ist ein sehr aktives Kind, ruhige oder über einen längeren Zeitraum andauernde Beschäftigungen liegen ihm nicht, weshalb es bei den Hausaufgaben immer wieder zum Streit zwischen ihm und seiner Mutter kommt. Beim Fußballspielen oder am Computer kann er dagegen sehr ausdauernd sein. Obwohl der Junge den Schulstoff eigentlich ganz gut beherrscht, werden seine Noten zunehmend schlechter. Die Lehrerin meint, dass Klaus zu schnell arbeite und nicht richtig nachdenke, bevor er eine Lösung aufschreibe. Das führe dann zu vielen Leichtsinnsfehlern, die eigentlich vermeidbar wären. Klaus ist dann oft enttäuscht über die schlechten Noten und verliert langsam die Motivation. So richtig glücklich wirkt er nur, wenn er draußen toben und spielen kann.

Die Aufmerksamkeits- und Hyperaktivitätsstörung (ICD-10: F90.0) besteht aus drei Leitsymptomen:

(1) Hyperaktivität
(2) Impulsivität
(3) gestörte Aufmerksamkeit/Konzentration

Die Aufmerksamkeitsdefizite zeigen sich in einer erhöhten Ablenkbarkeit insbesondere bei kognitiv anspruchsvollen Aufgaben, in Flüchtigkeitsfehlern, geringer Ausdauer, Vergesslichkeit und Unorganisiertheit. In Situationen, die Ruhe verlangen, zeigen die Kinder motorische Überaktivität und Ruhelosigkeit. Schließlich zeigt sich die Impulsivität durch vorschnelles und wenig überlegtes Handeln und der mangelnden Berücksichtigung von Handlungskonsequenzen. Entscheidend für die Diagnose sind die Erfüllung der Kriterien des frühen (i. d. R. bereits vor dem 7. Lebensjahr), bereichs- und situationsübergreifenden Auftretens der Kardinalsymptome. Die Ausprägung der Symptome muss in einem für den Entwicklungsstand des Kindes abnormen Ausmaß vorliegen und eine bedeutsame Beeinträchtigung von schulischen, sozialen und/oder familiären Funktionen zur Folge haben.

Es lassen sich verschiedene Subtypen unterscheiden: neben dem gemischten Typus, der alle drei Leitsymptome erfüllt, gibt es – wenn auch seltener – den vorherrschend unaufmerksamen Typ. Diese Kinder sind nicht unruhig oder impulsiv, dafür aber stark beeinträchtigt in ihrer Konzentrationsfähigkeit, Selbstorganisation und/oder ihrem Arbeitstempo. Sie neigen zusätzlich verstärkt zu emotionalen Problemen und einem geringen Selbstwertgefühl. Da ihr Verhalten weniger »auffällig« und »störend« ist, wird die Diagnose ADS (ohne Hyperaktivität) häufig später im Entwicklungsverlauf gestellt.

Neben den genannten Leitsymptomen wird die ADHS/ADS häufig von weiteren Merkmalen begleitet, die für die Diagnose nicht zwingend sind, jedoch von vielen Eltern berichtet werden. Dazu gehören Lern- und Leistungsstörungen, Stimmungslabilität (vgl. Sobanski et al., 2010), Probleme in der Fein- und Grobmotorik, Schlafprobleme, eine verzerrte Selbst- und Fremdwahrnehmung, Probleme in der sozialen Interaktion und Integration sowie bzgl. Perspektivenübernahme und Empathie (Schwenck et al., 2011). Das Ausmaß der Beeinträchtigungen führt bei mindestens 80 Prozent der von ADHS betroffenen Familien zu einer »deutlichen bis massiven« Belastung (GEK-Report von Gebhardt et al., 2008) bzw. erheblichen negativen Auswirkungen auf die Lebensqualität (Danckaerts et al., 2010). Sekundär kommt es zu mehr familiären Konflikten, einer belasteten Eltern-Kind-Beziehung, vermehrten ehelichen Problemen und zu Konflikten mit Erzieherinnen und Lehrpersonen.

2.1.1 Prävalenz, Komorbidität, Verlauf

Die Prävalenz beträgt im Kindesalter zwischen 3 und 6 Prozent, im Durchschnitt liegt sie weltweit bei etwa 5 Prozent (Polanczyk et al., 2007). Das Verhältnis von Jungen zu Mädchen wird dabei in Normalpopulationen mit etwa 3 : 1, in klinischen Stichproben mit etwa 6–9 : 1 beziffert. Epidemiologische Studien zeigen, dass die Häufigkeit komorbider Störungen bei ADHS sehr hoch ist. So erfüllen bis zu 87 Prozent die Kriterien für mindestens eine weitere und 67 Prozent für zwei oder mehr weitere kinderpsychiatrische Störungen (Kadesjö & Gillberg, 2001). Häufigste komorbide Störung ist die des Sozialverhaltens (s. Abschn. 2.2) mit entsprechend ungünstigerer Prognose. Durch die hohe Frequenz an negativen Rückmeldungen ist bei vielen betroffenen Kindern die Entwicklung eines negativen Selbstbildes und geringen Selbstwertgefühls zu beobachten. Folgen davon können sowohl internalisierende Auffälligkeiten wie eine depressive Verstimmung oder erhöhte Ängstlichkeit als auch externalisierende Probleme wie erhöhte Aggressivität oder geringe Frustrationstoleranz sein (Barkley, 2006). In den letzten Jahren wurde allerdings deutlich, dass die früheren äußerst negativen Prognosen (z. B. Drogensucht, Delinquenz) für die ADHS nur dann gelten, wenn komorbid noch eine ausgeprägte Störung des Sozialverhaltens vorliegt (s. Abschn. 2.2).

Verlauf. In der Mehrzahl der Fälle bleibt die ADHS auch im Erwachsenenalter bestehen, wie häufig auch deutlich bei mindestens einem Elternteil der betroffenen Kinder zu beobachten ist; dies muss bei entsprechenden Interventionen für die Familie Beachtung finden (z. B. Neuhaus et al., 2009).

2.1.2 Störungsmodelle

Es wird davon ausgegangen, dass die ADHS multifaktoriell bedingt ist, wobei biologische Faktoren bei diesem Störungsbild einen deutlich stärkeren Einfluss haben als psychosoziale. Wesentlicher Genesefaktor ist die hohe Erblichkeit der ADHS; hier können Heritabilitätskoeffizienten von durchschnittlich 77 Prozent als gesichert gelten (Biederman, 2005). Inzwischen gibt es auch erste Studien zur Rolle der Epigenetik bei ADHS (Wermter et al., 2010). Neurobiologisch zeigen sich u. a. Imbalancen in bestimmten Transmittersystemen (insb. Dopamin und Noradrenalin) in verschiedenen Hirnarealen. In der Bildgebung finden sich Hinweise auf strukturelle und funktionelle Veränderungen in den Bereichen des präfrontalen Kortex (der vor allem für die Exekutivfunktionen entscheidend ist), der Basalganglien und des Kleinhirns (Häßler & Fegert, 2012) sowie Hinweise auf eine deutlich verzögerte Hirnreifung (Shaw et al., 2007). Weiterhin kann der Einfluss pränataler Noxen als biologische Ursache für die ADHS als gesichert gelten (z. B. Rauchen).

Als neuropsychologische Korrelate werden vor allem Störungen der Exekutivfunktionen sowie motivationale Störungen (z. B. verminderte Fähigkeit zum Belohnungsaufschub) als relevant diskutiert (z. B. Barkley, 2006; Sonuga-Barke et al., 2010). Zu den betroffenen Exekutivfunktionen zählen (Brown, 2009):

- Organisieren, Prioritäten setzen, Aufgaben anfangen
- Fokussieren, Aufmerksamkeit aufrechterhalten
- Regulieren von Wachheit, Anstrengung und Arbeitsgeschwindigkeit
- Frustrationen bewältigen und Emotionen regulieren
- Arbeitsgedächtnis, Gedächtnisabruf
- Handlungen planen, überwachen und regulieren

2.1.3 Störungsspezifische Therapiemaßnahmen

Insgesamt ist bei einer ADHS eine multimodale, langfristig angelegte Kombinationstherapie indiziert, die sowohl eine medikamentöse Behandlung als auch die verhaltenstherapeutische Beratung und Behandlung des Kindes und seiner Bezugspersonen umfasst (zur Effektivität psychosozialer Interventionen bei ADHS vgl. Chronis et al., 2006; Daly et al., 2007; Bachmann et al., 2008b).

Pharmakotherapie. Nach gründlicher Diagnostik und bei entsprechender Beeinträchtigung des Kindes (und seiner Familie) durch die ADHS ist Mittel der ersten Wahl zur Verbesserung der *Kernsymptomatik* die medikamentöse Behandlung. Hier steht an erster Stelle der Wirkstoff Methylphenidat in unretardierter und retardierter Form (vgl. die Leitlinien der DGKJP). In entsprechenden Metaanalysen war Methylphenidat psychosozialen Interventionen deutlich überlegen (z. B. Van der Oord et al., 2008). Andere medikamentöse Behandlungsmöglichkeiten sind beispielsweise Atomoxetin und DL-Amphetamin (weitere Optionen s. Häßler & Fegert, 2012); kleine, aber signifikante positive Effekte scheint es auch für den Einsatz von Omega-3-Fettsäuren bei ADHS zu geben (Bloch & Qawasmi, 2011).

Psychoedukation. Ein weiterer bedeutsamer Bestandteil der Therapie ist die Psychoedukation: Die Familie und je nach Alter auch das betroffene Kind werden über das Störungsmodell und die Behandlungsmöglichkeiten ausführlich informiert (siehe auch die entsprechende Ratgeber-Literatur und hilfreiche Websites wie z. B. www.adhs.info). Auch die Kontaktaufnahme zur Schule und die Aufklärung der Lehrkraft sind wichtiger Bestandteil einer wirkungsvollen Therapie, wenn schulische Probleme als Folge der ADHS vorliegen.

Elterntrainings. Spezifische Elterntrainings (z. B. Aust-Claus & Hammer, 2003; Döpfner et al., 2013; Lauth & Heubeck, 2006; Neuhaus et al., 2009; Oehler et al., 2001; Plück et al., 2006) sind weniger im Hinblick auf die Kernsymptomatik der ADHS, sehr wohl aber bzgl. der mit der ADHS einhergehenden familiären Probleme und der oppositionellen Verhaltensweisen sinnvoll und effektiv (Effektstärken zwischen .47–.70, Pelham & Fabiano, 2008; Van der Oord et al., 2008). Darüber hinaus reduzieren sie den elterlichen Stress und verbessern das Selbstwertgefühl der Eltern signifikant, was wiederum positiv auf die Kinder zurückwirkt. Die positiven Wirkungen von Elterntrainings sind auch deutlich über das Ende der Therapie hinaus stabil. Besonders wirksam sind Elterntrainings im Kindergarten- und Grundschulalter (Daly et al., 2007). Typische Bestandteile von ADHS-Elterntrainings sind (Chronis et al., 2006):

- Verbesserung der Beziehung zwischen Eltern und Kind
- richtig und oft loben
- Kontingenzmanagement: Verstärkung für positives, Ignorieren von negativem Verhalten, Punktepläne
- effektiv Anweisungen geben, Unterbinden von Diskussionen, Kommunikationstraining
- Regeln und Konsequenzen etablieren
- hilfreicher Umgang mit Hausaufgaben und Lernen
- schwierige Situationen planen und üben

Intervention in der Schule. Als nachgewiesen hilfreich gilt der Einsatz ähnlicher Interventionen im schulischen Bereich (Chronis et al., 2006): Loben, effektiv Anweisungen geben, Kontingenzmanagement, Time-Out, tägliche Rückmeldungen an die

Eltern etc. (z. B. Altherr et al., 2007; Hoberg, 2007; Krowatschek et al., 2011; Lauth & Naumann, 2009; Schröder, 2006).

Kindertrainings. Auch spezifische Kindertrainings zur Förderung von Aufmerksamkeit und Selbstinstruktionen können Bestandteil der Therapie sein (z. B. Lauth & Schlottke, 2009). Das Problem aller kindzentrierten Interventionen bei der ADHS ist bisher der geringe bis fehlende Transfer auf den schulischen und sozialen Alltag (Dreisörner, 2006); die Effektivität solcher Aufmerksamkeitstrainings ist zumindest derzeit als nicht ausreichend zu bezeichnen (Toplak et al., 2008).

Als **obsolete** Maßnahmen gegen die ADHS-Symptomatik gelten tiefenpsychologisch und psychoanalytisch orientierte Psychotherapien, Behandlungen der Psychomotorik, phosphatarme Diäten, homöopathische Arzneimittel und Entspannungsverfahren.

FESKKO: Interventionsziele für ADHS

Verbesserung von …

- Selbststeuerung und -organisation
- Emotionsregulation
- Selbst- und Fremdwahrnehmung
- Belohnungsaufschub und Frustrationstoleranz
- sozialem Verhalten
- Eltern-Kind-Beziehung

2.2 Störungen des Sozialverhaltens

Fallbeispiel

Störung des Sozialverhaltens

Die Schule des 13-jährigen Marvin begründet die Verhaltensnote »Unbefriedigend« im Zeugnis gesondert: »Er verhält sich gegenüber seinen Mitschülern sowohl verbal, durch Beleidigungen, als auch körperlich aggressiv, durch Schläge, würgen, treten und beißen. Marvin missachtet bewusst die Anweisungen seiner Lehrerinnen und Lehrer und zeigt auch ihnen gegenüber Gewaltbereitschaft. Er spricht ständig im Unterricht, lässt weder Lehrer noch Mitschüler ausreden. Marvin verweigert jegliche Einsicht in sein Fehlverhalten und sucht die Fehler nur bei anderen. Durch diese Verhaltensweisen wird der geregelte Unterrichtsablauf für die ganze Klasse unmöglich.«

Unter F91 in der ICD-10 sind die Störungen des Sozialverhaltens folgendermaßen charakterisiert: »ein sich wiederholendes und andauerndes Muster dissozialen, aggressiven oder aufsässigen Verhaltens« (S. 297). Unterschieden werden verschiedene Formen von Sozialverhaltensstörungen in Abhängigkeit vom Schweregrad der Symptomatik und davon, ob sie mit einer ADHS oder einer emotionalen Störung auftreten, ob die Symptomatik primär im familiären Kontext vorkommt oder darüber hinaus reicht und inwieweit das Kind über soziale Bindungen verfügt oder nicht.

Die »Hyperkinetische Störung des Sozialverhaltens« (F90.1) ist klinisch besonders bedeutsam, da ADHS und eine Sozialverhaltensstörung sehr häufig komorbid vorliegen (Essau, 2003).

Die oppositionelle Verhaltensstörung tritt in der Regel bereits im Kindergarten- und Grundschulalter auf und wird von einigen Experten als Vorläuferstörung der Störung des Sozialverhaltens eingeschätzt. Beispiele für oppositionelles Verhalten sind (folgt DSM-IV-TR):

- wird schnell ärgerlich, ist häufig wütend
- streitet sich häufig mit Erwachsenen
- widersetzt sich häufig aktiv Anweisungen oder Regeln
- verärgert andere häufig absichtlich
- schiebt häufig die Schuld für eigenes Fehlverhalten auf andere

Häufige Symptome dissozialen Verhaltens sind (ICD-10):

- deutliches Maß an Ungehorsam, Streiten oder Tyrannisieren
- ungewöhnlich häufige oder schwere Wutausbrüche
- Grausamkeit gegenüber anderen Menschen und/oder Tieren
- erhebliche Destruktivität gegenüber Eigentum
- Stehlen, Feuer legen
- häufiges Lügen
- Schuleschwänzen, Weglaufen von Zuhause

Relationale oder verdeckte Formen von aggressivem Verhalten werden bisher weder im ICD-10 noch in der DSM-IV berücksichtigt (Stadler, 2012).

2.2.1 Prävalenz, Komorbidität, Verlauf

Die Prävalenz wird für das Grundschulalter mit etwa 2–3 Prozent angegeben, wobei mehr Jungen als Mädchen betroffen sind; die Auftretenshäufigkeit nimmt mit dem Alter zu und mit dem Eintritt ins Erwachsenenalter wieder ab. Komorbide Störungen gelten bei den Störungen des Sozialverhaltens als Regel, nicht als Ausnahme (Dadds & Fraser, 2003). Im Jugendalter wird das Geschlechterverhältnis ausgeglichener, wobei Mädchen vermehrt verdeckte dissoziale Verhaltensweisen zeigen.

Zwischen der Störung mit oppositionellem Verhalten und der Sozialverhaltensstörung besteht ein großer Überschneidungsbereich, dem ab der kommenden Version des DSM Rechnung getragen wird, indem die Verschlüsselung eines der Störungsbilder nicht mehr als Ausschluss für das andere gilt (Moffit et al., 2008). Die häufigste Komorbidität außerhalb dieser Störungsgruppe wurde mit der ADHS gefunden. Es muss davon ausgegangen werden, dass sich bei Vorliegen einer komorbiden ADHS – insbesondere, wenn diese unbehandelt ist – die Prognose der Sozialverhaltensstörung deutlich verschlechtert. Im Jugendalter besteht ein deutlich erhöhtes Risiko für

Depressionen, Angststörungen und Substanzmissbrauch (Polier et al., 2012). Auch eine erhöhte Prävalenz an traumatischen Erlebnissen wurde bei Kindern und Jugendlichen mit einer Sozialverhaltensstörung festgestellt (Afifi et al., 2011). Bei etwa 40–70 Prozent der Kinder und Jugendlichen mündet die Sozialverhaltensstörung, insbesondere bei frühem Auftreten (early onset) und schwerer Ausprägung der Symptomatik, in eine antisoziale Persönlichkeitsstörung (Gelhorn et al., 2007). In der psychosozialen Anpassung zeigen sich erhöhte Raten von Schulabbruch, Arbeitslosigkeit, Führerscheinentzug, ungewollten Schwangerschaften sowie erheblichen Problemen mit Gleichaltrigen und Eltern (Burke et al., 2003). Die Prognose für dissoziale Mädchen ist dabei noch schlechter als für dissoziale Jungen. Aggressiv-dissoziales Verhalten ist sehr stabil, besonders dann, wenn es früh in der Kindheit beginnt (early onset), sehr häufig und auf viele Lebensbereiche bezogen auftritt (Moffitt et al., 2008).

Besonders ungünstig ist die Prognose für dissoziale Kinder und Jugendliche mit den sogenannten CU-Eigenschaften (callous – unemotional): Sie haben kaum Schuldbewusstsein und zeigen keine Reue, haben ein geringes bzw. oberflächliches Gefühlserleben, wenig Empathie, kaum Angst, und sind gleichgültig gegenüber den eigenen Leistungen (Stadler, 2012). CU-Eigenschaften sind assoziiert mit »kalter« (instrumenteller, geplanter) Aggression (im Gegensatz zu reaktiver, impulsiver Aggression), Delinquenz, Gewalt, Psychopathie und schlechten Behandlungsergebnissen (Frick & White, 2008).

Die Störungen des Sozialverhaltens sind der häufigste Aufnahmegrund in der stationären Kinderpsychiatrie in Deutschland (Herpertz-Dahlmann, 2011) und sind auch in den Jugendhilfeeinrichtungen besonders oft zu finden (Schmid et al., 2008). Damit verbunden sind nicht nur erhebliche Beeinträchtigungen auf Seiten der betroffenen Kinder und Familien, sondern auch enorm hohe und langfristige Kosten in den Bereichen des Gesundheitswesens, der Jugendhilfe, der Sozialsysteme und der Justiz (Essau, 2003).

2.2.2 Störungsmodelle

Bei der Entstehung und Aufrechterhaltung einer Störung des Sozialverhaltens spielen eine Vielzahl von (kombinierten) Faktoren eine Rolle (Essau, 2003; Moffitt et al., 2008):

(1) Biologische Risikofaktoren. Männliches Geschlecht, Drogen, Alkohol und/oder Rauchen während der Schwangerschaft, Genetik (Erblichkeitsschätzungen schwanken in den neueren Studien erheblich, durchschnittlich werden sie mit ca. 35–50 Prozent angegeben; eine höhere Erblichkeit scheint dabei für Early-onset-Kinder sowie für solche mit den oben erwähnten CU-Eigenschaften zu bestehen)

(2) Psychologische Risikofaktoren. Schwieriges Temperament bzw. (unbehandelte) ADHS, niedrige Intelligenz, wenig Einfühlungsvermögen, frühe Traumatisierung

(3) Psychosoziale Risikofaktoren. Psychische Störungen der Eltern (insbesondere Alkoholabusus sowie antisoziale Persönlichkeitsstörung), unsichere Bindung, mangelnde Wärme in der Eltern-Kind-Beziehung, delinquente/aggressive Peer-Gruppe, viele Konflikte zwischen den Familienmitgliedern, alleinerziehend, Armut, kein soziales Netz, Ablehnung durch Gleichaltrige

(4) Dysfunktionaler Erziehungsstil der Eltern. Misshandlung, Missbrauch und/oder Vernachlässigung, unangemessene Strafen und wenig Zuwendung, inkonsistenter Erziehungsstil, elterliche Zurückweisung, wenig Aufmerksamkeit für prosoziales Verhalten, fehlende Aufsicht, aggressives Sozialverhalten der Eltern im Alltag, fehlende positive Vorbilder, ein unorganisiertes und chaotisches Familienleben (Johnson et al., 2001)

(5) Anlage-Umwelt-Interaktionen. Jungen mit hohen CU-Werten zeigen *unabhängig* vom Erziehungsstil der Eltern erhöhte Aggressivitätswerte (Koglin & Petermann, 2008). Erste Studien weisen darauf hin, dass die Ausprägung verschiedener Monoaminooxidase- und Serotonin-Transporter-Gene deutlich beeinflussen, zu welchem Grad von Aggressivität frühe Misshandlung und negative Bindungserfahrungen führen (Stadler, 2012). Studienergebnisse zur Epigenetik zeigen, wie frühe Erfahrungen eine veränderte Aktivität von Genen nach sich ziehen, auch über Generationen (Weaver et al., 2005).

Eine ausgeprägte ADHS gilt als wichtigster Risikofaktor zur Ausbildung einer oppositionellen Verhaltensstörung. Dies gilt insbesondere dann, wenn die ADHS mit erheblichen Problemen in der Eltern-Kind-Beziehung bzw. einem stark dysfunktionalen Erziehungsstil einhergeht (Pfiffner et al., 2005). Es gilt: »The critical role of parenting practices in the development and maintenance of CP [conduct problems] has been well established« (McMahon & Kotler, 2006).

Leider wurde der Rolle von früher Misshandlung und Vernachlässigung in der Ätiologie von ausgeprägten Störungen des Sozialverhaltens bisher wenig Aufmerksamkeit in der Forschung geschenkt und entsprechend selten bei der Behandlung berücksichtigt (Greenwald, 2002; s. Abschn. 2.5).

Biologische Korrelate der Störungen des Sozialverhaltens unterscheiden sich in Abhängigkeit vom Subtyp der Störung. Folgende Befunde konnten gezeigt werden (Beelmann & Raabe, 2007; Dadds & Rhodes, 2008):

- niedrigere Herzfrequenz und niedrigere Hautleitfähigkeit (korreliert mit einer geringeren Angstreaktion und verringertem Lernen aus Bestrafung)
- geringerer Spiegel von Serotonin (korreliert mit einer niedrigeren Schwelle für explosive Aggressivität)
- niedrigerer Spiegel von Cortisol (assoziiert mit »cold aggression«, weniger Angst, Strafinsensivität)
- Defizite im präfrontalen Kortex (Steuerungsdefizite)
- veränderte Amygdala-Reaktivität auf emotionale Reize (stärker bei »hot aggression«, niedriger bei »cold aggression«)

Psychologisch sind folgende Besonderheiten empirisch beschrieben (Essau, 2003; Stadler, 2012): Die Betroffenen

- haben Defizite in der Emotionserkennung (Ausnahme: dissoziale Kinder mit CU-Eigenschaften);
- zeichnen sich durch fehlende affektive Empathie aus;
- fokussieren auf provozierende Reize;
- unterstellen anderen Feindseligkeit;
- wollen Dominanz und Kontrolle;
- haben Probleme in der Steuerung von Emotionen (mangelnde Kontrolle, schnelle Frustration);
- lösen Probleme ineffektiv und konflikterhöhend;
- glauben, dass Aggression zu Anerkennung und positiven Gefühlen führt (suchen sich entsprechend ebenfalls dissoziale Freunde);
- überschätzen ihre eigenen Kompetenzen.

2.2.3 Störungsspezifische Therapiemaßnahmen

Eine Störung des Sozialverhaltens ist nicht durch eine singuläre Maßnahme in den Griff zu bekommen (Bachmann et al., 2008b); erforderlich ist in Abhängigkeit vom Schweregrad der Symptomatik eine Kombination aus (nachfolgend kurz beschriebenen) therapeutischen Maßnahmen unter enger Kooperation der beteiligten Therapeuten und Institutionen (»Multisystemische Therapie«; vgl. insbesondere Döpfner & Petermann, 2004). Dafür braucht es Ausdauer, Engagement, gutes Fachwissen und eine exzellente Zusammenarbeit der beteiligten Helfersysteme. Die Kombination von Verhaltenstherapie, familientherapeutischen Interventionen, Medikation und gemeindenahen Ansätzen verfolgt insbesondere die multisystemische Therapie (MST) nach Henggeler et al. (2009) mit bisher ermutigenden Outcome-Ergebnissen. Darüber hinaus muss zwischen den verschiedenen Subgruppen der Sozialverhaltensstörungen (z. B. mit oder ohne CU-Eigenschaften) unterschieden werden, um adäquate Maßnahmen ableiten zu können.

Elternarbeit. Die aktive Elternarbeit ist – zumindest im Kindesalter – der wesentliche therapeutische Ansatzpunkt bei Störungen des Sozialverhaltens aufgrund der o. g. Probleme in der Eltern-Kind-Interaktion (Mattejat, 2005). Im deutschsprachigen Raum gibt es eine Reihe entsprechender kognitiv-verhaltenstherapeutische Interventions- und Präventionsprogramme für verschiedene Altersgruppen wie z. B. THOP (Döpfner et al., 2013), KES (Lauth & Heubeck, 2006), PEP (Plück et al., 2006) oder das Programm von Petermann und Petermann (2012). Interventionen wie diese haben sich im ambulanten Rahmen bewährt, die Effektivität gilt als bestätigt (bei Kindern, nicht mehr bei Jugendlichen, vgl. Dadds & Fraser, 2003). Die Effektstärken liegen in der Übersicht von Beelmann und Raabe (2007) zwischen .22 und .65, im Mittel bei .47 (McCart et al., 2006; Bachmann et al., 2008b). Die wahrscheinlich wirksamen Therapiekomponenten sind (Bachmann et al., 2008 b, S. 326):

- Veränderung der Bedingungen, unter denen das Kind lebt
- Verbesserung der Eltern-Kind-Beziehung und des Erziehungsverhaltens
- Verminderung negativer, eskalierender Interaktionen in der Familie
- Modelllernen, Kontingenzmanagement
- MST: gezielte Familieninterventionen, Kooperation der Helfersysteme, Supervision und Qualitätssicherung

Bei Eltern von stationär untergebrachten Kindern jedoch ist eine adäquate Elternarbeit häufig nicht oder nur begrenzt möglich, vor allem wegen psychopathologischer Auffälligkeiten der Eltern und geringer Compliance, sodass es zu hohen Drop-out-Raten kommt (Dadds & Fraser, 2003). Dies stellt ein bisher ungelöstes Problem bei der Behandlung dissozialer Störungen dar.

Jugendhilfemaßnahmen. Bei Störungen des Sozialverhaltens sind zusätzliche Jugendhilfemaßnahmen häufig unumgänglich. Möglichkeiten sind hier u. a. sozialpädagogische Familienhilfe, Erziehungsbeistandschaften, pädagogische Gruppen bis hin zu Unterbringungen in Einrichtungen der stationären Jugendhilfe. Diese Maßnahmen sind nur zielführend bei hoher Durchführungsqualität, -intensität und frühzeitiger Implementierung. Sehr hilfreiche Hinweise zum pädagogischen Umgang mit dissozialen Klienten finden sich bei Baierl (2010). Insbesondere im Bereich der stationären Jugendhilfe finden sich viele frühtraumatisierte dissoziale Klienten, die von einem spezifisch traumapädagogischen Vorgehen profitieren (Bausum et al., 2011; Schmid, 2008).

Schule. Aufgrund der meist ausgeprägten schulischen Probleme der dissozialen Kinder muss ein reger Austausch zwischen Schule, Behandlern und Eltern stattfinden. Zunehmend sind Schulsozialarbeiter und Schulpsychologen vor Ort unterstützend. Für den schulischen Bereich gibt es Präventionsprogramme wie beispielsweise das FAUSTLOS-Curriculum (Cierpka, 2007) und Verhaltenstrainings zur Förderung des sozialen Verhaltens (Koglin et al., 2007; Petermann & Petermann, 2010).

Medikation. Bei der hyperkinetischen Störung des Sozialverhaltens ist die medikamentöse Behandlung der komorbiden ADHS unabdingbar (s. Abschn. 2.1). Darüber hinaus kann die aggressive Verhaltensproblematik mit Neuroleptika (z. B. Risperidon oder Pipamperon) oder Stimmungsstabilisierern (vgl. Leitlinien der DGKJP; Gerlach et al., 2004) angegangen werden. Die Effektstärken für Risperidon liegen mit (im Durchschnitt) .90 deutlich über denen für die Verhaltenstherapie (Pappadopulos et al., 2006; Bachmann et al., 2008b). Viele der *schwer* betroffenen Kinder bzw. Jugendlichen werden nach wie vor zu spät oder gar nicht mit entsprechenden Medikamenten behandelt, obwohl in der Regel eine Reihe therapeutischer und pädagogischer Maßnahmen bereits fehlgeschlagen und die Prognose ausgesprochen negativ ist. Ungelöst bei der Behandlung mit Neuroleptika ist aber das Problem der kurz- und langfristigen Nebenwirkungen. Problematisch ist auch, dass zwar impulsiv-aggressives Verhalten durch Medikamente positiv beeinflusst werden kann, nicht aber instrumentell-aggressives (Stadler, 2012).

Kognitive Verhaltenstherapie. Die Kognitive Verhaltenstherapie kombiniert bei oppositionell-dissozialen Problemen Techniken wie Einüben angemessenerer Wahrnehmung und Interpretation sozialer Situationen, Selbstinstruktionstraining, Ärger-Kontroll-Training, Training von Problemlösefähigkeiten und kommunikativer Fertigkeiten, Training angemessener Selbstbehauptung, Förderung des Einfühlungsvermögens und Selbstwertgefühls bzw. eines angemesseneren Selbstbildes (Hartung, 2008). Kritisch muss jedoch angemerkt werden, dass Kinder mit vorwiegend instrumentell-aggressiven Verhaltensweisen und erhöhten CU-Eigenschaften nur in eingeschränktem Maße, wenn überhaupt, von entsprechenden Maßnahmen profitieren. Bislang liegen noch keine schlüssigen psychotherapeutischen Konzepte für die Behandlung dieses Subtypus vor.

Es gibt mehrere Therapieprogramme (vor allem aus dem anglo-amerikanischen Raum), die für die Behandlung von Kindern mit einer Sozialverhaltensstörung vom impulsiv-aggressiven Typ als »wahrscheinlich effektiv« gelten, wobei allerdings die erzielten Veränderungen häufig keine klinische Signifikanz erzielen (Southam-Gerow, 2003). Deutschsprachige Manuale sind beispielsweise:

- »Training mit aggressiven Kindern« von Petermann und Petermann (2012),
- »Verhaltenstherapeutisches Intensivtraining zur Reduktion von Aggression« von Grasmann und Stadler (2008),
- »Therapieprogramm für Kinder mit aggressivem Verhalten (THAV)« von Görtz-Dorten und Döpfner (2010) sowie
- Therapieprogramm für Kinder mit hyperkinetischem und oppositionellem Problemverhalten THOP von Döpfner et al. (2013).

Die Effektstärken liegen für die Einzeltherapie bei .23–.35 (McCart et al., 2006) und damit niedrig. Die Behandlung in Gruppen wird im Kindesalter bislang als vorsichtig positiv bewertet, ist aber für dissoziale Jugendliche mit besonderer Vorsicht zu sehen, da hier auch iatrogene Effekte berichtet wurden (»peer deviance training«; Southam-Gerow, 2003). Ähnlich wie bei der Behandlung der ADHS ergibt sich auch bei den dissozialen Störungen das Problem des eingeschränkten oder fehlenden Transfers von der Therapie auf Alltagssituationen.

Für die Behandlung von dissozialen Störungen als Folge früher Traumatisierung hat Greenwald (2009) das sehr interessante MASTR-Konzept entwickelt, einer Kombination aus Gesprächspsychotherapie, Kognitiver Verhaltenstherapie, imaginativen Verfahren und EMDR.

Laut den Leitlinien sind non-direktive, tiefenpsychologisch orientierte oder psychoanalytische Verfahren bei Störungen des Sozialverhaltens »entbehrlich« (vgl. auch Döpfner & Petermann, 2004).

FESKKO: Interventionsziele für Störungen des Sozialverhaltens

Verbesserung von …

- Regeleinhaltung
- Emotionsdekodierung und Emotionsregulation
- Selbst- und Fremdwahrnehmung
- Perspektivenübernahme und Empathie

- prosozialem Verhalten
- Selbstreflexion und Bedenken von Konsequenzen
- sozialen Kompetenzen und Problemlösestrategien
- Eltern-Kind-Beziehung

2.3 Angststörungen

In der ICD-10 werden verschiedene für das Kindesalter relevante Angststörungen beschrieben:

Spezifische Phobie. Starke, nicht angemessene Angst vor bestimmten Situationen (z. B. Angst vor Gewittern), Objekten (z. B. Angst vor Spritzen) oder Tieren (z. B. Angst vor Spinnen). Das Angstobjekt wird wenn möglich vermieden.

Trennungsangst. Angst bei oder vor Trennung von einer engen Bezugsperson mit der Befürchtung, der Bezugsperson oder dem Kind selbst könnte etwas Schlimmes passieren bzw. die Bezugsperson könnte nicht wiederkehren. In der Folge werden Trennungen von der Bezugsperson vermieden bis hin zur Weigerung, in die Schule zu gehen. Vor oder während einer Trennung können vermehrt somatische Beschwerden, Weinen, Schreien oder Wutausbrüche auftreten. Die Trennungsangst zeigt sich verstärkt nach den Ferien und/oder nach Entwicklungsübergängen (z. B. Einschulung und Wechsel auf die weiterführende Schule).

Generalisierte Angststörung. Ausgeprägte und nicht kontrollierbare Sorgen und Befürchtungen in mehreren Bereichen, meist verbunden mit einer erhöhten Anspannung bzw. geringen Erregungsschwelle, somatischen Symptomen (z. B. Bauchschmerzen) und Einschlafproblemen. Die Sorgen betreffen häufig den Leistungsbereich, die Furcht, etwas falsch zu machen sowie die Angst vor Krankheiten, Unglücken oder Naturkatastrophen. Die Kinder beschäftigen sich stundenlang mit diesen frei flottierenden Sorgen und fordern permanent Rückversicherungen von Bezugspersonen. Sie wirken oft überangepasst, perfektionistisch und angespannt (Schneider, 2004).

Soziale Ängstlichkeit/Soziale Phobie. Angst vor der Bewertung durch andere, sich in sozialen Situationen peinlich zu verhalten, etwas falsch zu machen oder sich zu blamieren, einhergehend mit starken physiologischen Reaktionen (z. B. Herzklopfen, Zittern, Schwitzen, Erröten, Kopf- und Bauchschmerzen). Emotional besteht neben der Angst ein sehr starker Schamaffekt. Kognitiv zeigen sich eine erhöhte Selbstaufmerksamkeit, überhöhte Ansprüche an sich selbst und Selbstabwertungen. Soziale Situationen werden in der Folge wenn möglich vermieden. Die Symptomatik kann entweder in spezifischen, umschriebenen Situationen (z. B. nur auf Partys) oder generalisiert in allen sozialen Situationen auftreten; bis zu 60 Prozent der ängstigenden Situationen treten allerdings in der Schule auf (z. B. mündliche Mitarbeit, Referate, an der Tafel arbeiten etc.). Neben der Vermeidung zeigen sich behavioral Sicherheitsverhalten und sozial unangemessene/auffällige Verhaltensweisen. Bei einer Reihe von sozialphobischen Patienten finden sich auch deutliche Defizite in den sozialen Kompetenzen. Im Jugendalter kann die Soziale Phobie dazu führen, dass wichtige Entwicklungsaufgaben nicht bewältigt werden und die schulische Entwicklung erheblich beeinträchtigt wird.

Angstkorrelierte psychosomatische Beschwerden (Somatoforme Störungen). Betroffene Kinder klagen vor allem über Bauch- und Kopfschmerzen (Ellert et al., 2007); bei bis zu 80 Prozent von ihnen lässt sich eine Angststörung diagnostizieren, vor allem generalisierte und soziale Ängste (Dufton, 2009), eine erhöhte Ängstlichkeit (Noeker, 2007) sowie Mängel in der sozialen Kompetenz. Komorbide Ängste und ein hoher Schweregrad der Schmerzen erhöhen das Risiko zur Chronifizierung (Mulvaney et al., 2006) und der Manifestierung einer funktionellen somatoformen Störung. In der Regel haben die betroffenen Kinder eine Vielzahl an ärztlichen Untersuchungen absolviert, jeweils »ohne Befund«. Es kann zu erheblichen schulischen Fehlzeiten kommen, die den Leidensdruck weiter verschärfen. Vermehrt sind Kinder aus Minoritätengruppen und bildungsfernen Schichten betroffen. Auch die Mütter neigen zu höheren Somatisierungs- und Angstwerten (Noeker, 2007).

2.3.1 Prävalenz, Komorbidität, Verlauf

Die Auftretenshäufigkeit für behandlungsbedürftige kindliche Angststörungen im Allgemeinen wird mit etwa 10 Prozent angegeben (Plück et al., 2000), mit stark variierenden Prävalenzen je nach Studie. Die spezifische Phobie kommt am häufigsten vor, im Kindesalter gefolgt von der Trennungsangst und der Generalisierten Angststörung (Federer et al., 2000); im Jugendalter dagegen ist die zweithäufigste Angststörung die Soziale Phobie mit Prävalenzen von bis zu 9 Prozent (Merikangas et al., 2010).

Mit Ausnahme der Sozialen Phobie kann die Prognose bei Inanspruchnahme adäquater therapeutischer Unterstützung als ermutigend bezeichnet werden (Esser et al., 2000). Wie bei anderen Störungen auch, führen früher Beginn, starke Ausprägung, späte Inanspruchnahme von Hilfe und weitere komorbide Störungen zu ungünstigeren Verläufen (Last et al., 1997). Die Soziale Phobie beginnt in der Regel erst in der Adoleszenz und neigt – wenn nicht behandelt – zur Chronifizierung mit jahrzehntelangem Verlauf. Kinder mit Trennungsangst entwickeln als Erwachsene gehäuft eine Panikstörung bzw. Agoraphobie (Biederman et al., 2007).

In der Literatur werden die Komorbiditäten mit ADHS mit bis zu 30 Prozent (Jensen et al., 2001), mit depressiven Störungen mit ca. 20 Prozent angegeben (Plück et al., 2000), wobei die Angststörung der Depression in der Regel vorausgeht. Häufig liegen auch mehrere Angststörungen gleichzeitig vor. Insbesondere die Soziale Phobie kann unbehandelt zur Cannabis-, Medikamenten- und Alkoholabhängigkeit führen (4- bis 6-fach erhöhtes Risiko, Buckner et al., 2008) im Sinne einer dysfunktionalen Selbstmedikation.

2.3.2 Störungsmodelle

Erblichkeitsschätzungen für Angststörungen fallen je nach Studie sehr unterschiedlich aus; Heritabilitätskoeffizienten von bis zu 50 Prozent werden angegeben für die Verhaltenshemmung (»behavioral inhibition«; Muris & Broeren, 2009), die der konsistenteste Risikofaktor für die Entwicklung einer Angststörung ist. Die Verhaltenshemmung gilt als stabiles Temperamentsmerkmal, das bei etwa 10–15 Prozent aller Kinder vorliegt. Sie ist charakterisiert durch zurückgezogenes, vorsichtiges, schüchternes Verhalten in neuen und unvertrauten Situationen. Verhaltensgehemmte Kinder sind schon als Säuglinge leichter irritierbar und nur schwer zu beruhigen. Die Verhaltenshemmung gilt als wichtigster einzelner Risikofaktor für die Entwicklung einer Sozialen Phobie (Essex et al., 2010).

Als weitere, teilweise allerdings unspezifische Risikofaktoren für die Entwicklung und Aufrechterhaltung von kindlichen Angststörungen werden diskutiert:

- Eltern, die selbst eine Angststörung haben (Schreier et al., 2008)
- unsichere Bindung (Warren et al., 1997), insbesondere in Kombination mit Verhaltenshemmung (Manassis & Bradley, 1994)
- angst-begünstigender Erziehungsstil (diskutiert werden ein hohes Maß an Überbehüten, gekoppelt mit übermäßiger Kontrolle, Kritik und wenig Wärme; Ballash et al., 2006)
- sehr konfliktreiche Familien, Trennung, mehrere kritische Lebensereignisse (insbesondere Risikofaktor für die Generalisierte Angststörung), frühe Stressoren wie belastete Schwangerschaft und wechselnde Partnerschaften der Mütter (Phillips et al., 2005)
- Erlebnis mit konditionierter Angstreaktion (z. B. auch bei der Sozialen Phobie als »soziale Traumatisierung«; Rosner, 2011), Verstärken des ängstlichen und vermeidenden Verhaltens durch die Eltern und Lernen am Modell (Fisak & Grills-Taquechel, 2007), aber auch Beobachtung des Lächerlichgemachtwerdens anderer (»stellvertretende Konditionierung«; Mineka & Zinbarg, 2006)
- kognitive Verzerrungen: die verstärkte Wahrnehmung bedrohlicher Reize bzw. die Interpretation neutraler Reize als bedrohlich (»attentional and interpretation bias«; Muris & Broeren, 2009)
- emotional: schlechtere Emotionsregulation (Hannesdottir & Ollendick, 2007), Probleme in der De- und Enkodierung von Emotionen

Das Risiko, eine Angststörung zu entwickeln, ist insbesondere dann erhöht, wenn mehrere dieser Risikofaktoren kombiniert vorliegen.

2.3.3 Störungsspezifische Therapiemaßnahmen

Der Schwerpunkt der Angstbehandlung liegt in der verhaltenstherapeutischen Arbeit mit dem betroffenen Kind und seinen Eltern. Je nach Art der Angststörung kann der Einbezug der Schule wichtig sein. Jugendhilfemaßnahmen sind selten nötig und beschränken sich oftmals auf ambulante Maßnahmen. Auch eine Medikation ist im Kindesalter nur selten indiziert, im Jugendalter schon häufiger (insb. bei ausgeprägten sozialen Phobien und GAS).

Kognitive Verhaltenstherapie. Nach Psychoedukation, der gemeinsamen Erarbeitung eines Angstmodells sowie dem Erstellen einer Angsthierarchie ist die (graduierte) Exposition psychotherapeutisch Mittel der ersten Wahl bei Angststörungen. Ergänzend kommen kognitive Verfahren hinzu, Methoden des Kontingenzmanagements zur Motivierung, die gezielte Verbesserung von sozialen Fertigkeiten und Emotionsregulation sowie das Erlernen eines Entspannungsverfahrens. Je nach Angststörung gibt es aber Unterschiede darin, welche Behandlungskomponenten zentral sind (Bachmann et al., 2008a):

- Spezifische Phobie: Reizkonfrontation, teilnehmendes Modelllernen
- Trennungsangst: Coaching der Eltern
- Leistungsängste: Fertigkeitentraining
- Soziale Phobie: Kognitive Verhaltenstherapie

In ihrer Metaanalyse zur Behandlung kindlicher Angststörungen fanden In-Albon und Schneider (2007) eine durchschnittliche Effektstärke von .86. Gruppen- und Einzeltherapien unterschieden sich dabei nicht in ihrer Wirksamkeit. Daneben zeigten sich auch deutlich positive Effekte auf komorbide depressive Symptome (.70). In ca. 90 Prozent der Studien kamen Expositionsübungen zum Einsatz, in etwa zwei Dritteln zusätzlich kognitive Techniken, in 50 Prozent Entspannungsübungen. Waren die Studien stark auf den Einbezug der Eltern ausgerichtet, so ging es vor allem darum, dass die Bezugspersonen lernen, besser mit den Ängsten des Kindes und den eigenen Ängsten umzugehen, sowie um das Training von Kommunikation und Problemlösen in den Familien. In-Albon und Schneider (2007) weisen darauf hin, dass es zu kindlichen Ängsten nur verhaltenstherapeutisch ausgerichtete Studien gibt.

Bachmann et al. (2008 a, S. 316) fassen zusammen: »Vorliegen sehr guter Behandlungsmöglichkeiten durch Psychotherapie (= CBT bzw. behaviorale Interventionen): gute Evidenzbasierung, breites Methodenspektrum, hohe ES [Effektstärken] und gute Stabilität der Effekte.« Elterntrainings seien vor allem indiziert bei jüngeren Kindern, bei ängstlichen Eltern und bei der Trennungsangst.

Erfreulicherweise sind in den letzten Jahren eine ganze Reihe von guten Behandlungsmanualen zu einzelnen Angststörungen erschienen, dazu gehören u. a.:

- Steil, R. et al. (2011). Soziale Phobie bei Jugendlichen. Weinheim: Beltz.
- Petermann, U. & Petermann, F. (2009). Training mit sozial unsicheren Kindern. Weinheim: Beltz.
- Suhr-Dachs, L. & Döpfner, M. (2005). Leistungsängste (THAZ 1). Göttingen: Hogrefe.
- Tuschen-Caffier, B. et al. (2009). Soziale Ängste und soziale Angststörung im Kindes- und Jugendalter. Göttingen: Hogrefe.
- Büch, H. & Döpfner, M. (2011). Soziale Ängste (THAZ 2). Göttingen: Hogrefe.
- Ahrens-Eipper, S. et al. (2009). Mutig werden mit Til Tiger. Göttingen: Hogrefe.

- Melfsen, S. & Walitza, S. (2012). Behandlung sozialer Ängste bei Kindern. Göttingen: Hogrefe.

Medikation. Die Indikation einer medikamentösen Therapie hängt einerseits von der Art der Angststörung sowie vom Ausprägungsgrad ab. Eine Behandlung mit modernen Antidepressiva in Form von Selektiven Serotonin-(Noradrenalin)-Wiederaufnahme-Hemmern (SSRI/SSNRI) kann sich als hilfreich erweisen bei schwerem Ausprägungsgrad sowie Generalisierter Angststörung (Strawn et al., 2012). Insgesamt ist aber zu bedenken, dass die Datenlage zur medikamentösen Behandlung von Angststörungen im Kindes- und Jugendalter als dürftig zu bezeichnen ist (vgl. Herpertz-Dahlmann, 2004).

FESKKO: Interventionsziele für Angststörungen

Verbesserung von …

- Emotionsenkodierung und Emotionsregulation
- Sprechen über Gefühle
- sozialen Kompetenzen
- Vermeidungs- und Angstverhalten
- Sprechen in und vor der Gruppe
- Selbstunsicherheit
- Selbstwirksamkeit
- psychosomatischen Beschwerden
- funktionaler Unterstützung durch die Eltern

2.4 Depressive Störungen

Fallbeispiel

Mädchen mit einer schweren depressiven Episode

Die 14-jährige Amelie beschreibt sich und ihre Situation folgendermaßen: »Mit 14 Jahren wurde ich noch trauriger, meine Freundinnen haben mich alle im Stich gelassen. Ich bin zum krassen Außenseiter geworden und habe mich auch von meiner Familie isoliert. Ich durchlebe im Moment eine sehr schlimme Zeit. Ich kann nicht mehr lachen, an nichts mehr Freude empfinden. Ich sehe keinen Sinn mehr im Leben. Keiner kann mir helfen. Ich will einfach nicht mehr und es geht mir nicht gut. Ich fühle mich schlecht. Ich bin schüchtern und zurückhaltend, viel zu schüchtern. Ich kann mich über nichts freuen. Ich habe zu keinem Menschen Vertrauen. Ich fühle mich und bin anders als andere 14-Jährige. Ich wäre gern ein cooler, selbstbewusster Teenager. Ich wäre gern glücklicher und kontaktfreudiger. Ich will mich innerlich stark fühlen, sodass alle bösen Wörter an mir abprallen.«

Leitsymptome einer »depressiven Episode« nach ICD-10 (F32, F33) sind gedrückte Stimmung, Anhedonie und erhöhte Ermüdbarkeit; hinzu können kommen Verlust von Selbstvertrauen, Gedanken an den Tod bzw. Suizidalität, Agitiertheit oder verminderter Antrieb, Schlaf- und Appetitstörungen (bei Jugendlichen im Unterschied zu Erwachsenen auch beides verstärkt), Hoffnungslosigkeit, vermindertes Denk- und Konzentrationsvermögen.

Eine depressive Störung im Kindesalter ist schwerer zu diagnostizieren als im Jugendalter. Erschwert wird die Diagnostik u. a. dadurch, dass weder im ICD-10 noch im DSM-IV entwicklungsangemessene kinderspezifische Diagnosekriterien angeführt sind. Bei Kindern zwischen fünf und zwölf Jahren können sich im Rahmen einer depressiven Störung folgende Symptome zeigen (Groen & Petermann, 2011; Mehler-Wex, 2008):

- trauriger Gesichtsausdruck, selbst berichtete Traurigkeit, Weinen
- Irritierbarkeit/Dysphorie sowie Stimmungsschwankungen
- Anhedonie und Spielunlust
- sozialer Rückzug
- eine Vielzahl körperlicher Beschwerden (z. B. Bauchweh, Kopfschmerzen)
- Ängste und Sorgen
- Konzentrations- und Leistungsstörungen
- Störungen von Schlaf und Appetit
- ausgeprägt negativ-irrationale Kognitionen

Die Diagnose einer depressiven Störung wird gestellt, wenn neben bestimmten emotionalen, kognitiven und somatischen Zeichen ein subjektiver Leidensdruck vorliegt und Alltagsfunktionen nicht mehr angemessen erfüllt werden können bzw. eingeschränkt sind (Mehler-Wex, 2008).

2.4.1 Prävalenz, Komorbidität, Verlauf

Die Punktprävalenz für Depressionen im Kindes- und Jugendalter liegt zwischen 2–4 Prozent mit starker Zunahme bei Beginn der Pubertät, Höhepunkt ist die Zeit zwischen 14 und 16 Jahren (Mehler-Wex, 2008). In der Kindheit sind Jungen und Mädchen gleichermaßen, im Jugendalter sind Mädchen deutlich häufiger betroffen. Die Häufigkeit depressiver Störungen scheint über die letzten Jahrzehnte zugenommen zu haben, der durchschnittliche Beginn der Erkrankung ist nach vorne verlagert. Die Dauer depressiver Episoden ist extrem unterschiedlich (Groen & Petermann, 2011).

Ebenso wie im Erwachsenenalter zeigen sich hohe Remissions-, aber gleichzeitig auch hohe Rückfallraten (bis zu 75 Prozent nach fünf Jahren!) sowie ein erhöhtes Risiko für weitere depressive Episoden im Erwachsenenalter (Groen & Petermann, 2011). Komorbide Störungen, früher Beginn, starke Ausprägung, parasuizidales Verhalten, geringe soziale Unterstützung sowie familiäre Probleme gelten als maßgebliche negative Prädiktoren für den Verlauf einer depressiven Störung.

Depressive Probleme bei Kindern gehen oft mit Angststörungen (ca. achtfach erhöhtes Risiko) und mangelnden sozialen Fertigkeiten einher. Auch ADHS und Störungen des Sozialverhaltens treten häufig zusammen mit Depressionen auf (ca. 5- bis 6-fach erhöhtes Risiko; Groen & Petermann, 2011); die durch die Depression bereits erhöhte Gefahr suizidaler Handlungen steigt dabei noch einmal zusätzlich an.

Depressive Kinder haben häufig weniger Freunde bzw. werden schlechter sozial akzeptiert, öfter gehänselt und abgelehnt (Essau & Petermann, 1995). Es kann zu massiven schulischen Problemen kommen, u. a. wegen Konzentrationsproblemen, schnellerer Ermüdung und dem Gefühl der Überforderung.

2.4.2 Störungsmodelle

Wie im Grunde bei nahezu allen psychischen Störungen des Kindes- und Jugendalters wird auch bei der Depression von einem bio-psycho-sozialen Entstehungsmodell ausgegangen, unter besonderer Berücksichtigung entwicklungsspezifischer Faktoren.

Der Forschungsschwerpunkt bzgl. depressiver Störungen liegt eindeutig im Jugendalter, sodass ätiologische Aussagen zur Genese und Aufrechterhaltung kindlicher Depressionen rar und schlecht erforscht sind (Lakdawalla et al., 2007). Folgende Einflussfaktoren sind zu berücksichtigen (Mehler-Wex, 2008):

(1) Genetischer Einfluss. Es gibt eine genetische Disposition zur Depressivität. Kinder depressiver Eltern haben ein 2- bis 4-fach erhöhtes Risiko, ebenfalls eine Depression zu entwickeln. Interessanterweise führt aber das genetische Risiko allein (ohne belastende Lebensereignisse) in der Regel *nicht* zu depressiven Störungen, belastende Lebensereignisse wirken aber umso stärker, je höher das genetische Risiko ist (Mehler-Wex, 2008).

(2) Psychopathologischer Einfluss. Die Depression kann Sekundärfolge sein von Störungen des Sozialverhaltens (Wolff & Ollendick, 2006), ADHS, Angst- und Zwangsstörungen sowie schweren körperlichen Erkrankungen, während der Substanzmissbrauch eher der Depression folgt im Sinne einer dysfunktionalen Selbstbehandlung.

(3) Einfluss kritischer Lebensereignisse. Im Kindesalter sind die häufigsten Gründe für eine depressive Episode belastende Lebensereignisse; vereinfacht ausgedrückt, haben solche Kinder Grund, traurig und überfordert zu sein. Als besonders belastend gelten neben der frühen Traumatisierung durch Misshandlung und Vernachlässigung: Tod von Bezugspersonen, die Trennung von Bezugspersonen, Scheidung sowie schlimme Erkrankungen (des Kindes selbst oder einer Bezugsperson). Das Depressionsrisiko ist bei solchen kritischen Lebensereignissen besonders hoch, wenn soziale Unterstützung fehlt, das Kind keine guten Bewältigungsmechanismen hat und/oder bereits prämorbide belastet ist.

(4) Familiäre Probleme. Unsichere Bindung, alleinerziehender Elternteil, chronische Streitbeziehungen, psychische Erkrankung eines Elternteils, Migration, Armut und Arbeitslosigkeit gelten als Risikofaktoren, sind aber unspezifisch.

(5) Schulische Risikofaktoren. Hier sind insbesondere zu nennen schulische Über- oder Unterforderung, Prüfungsängste, Abwertung durch Lehrer, »Schulversagen«, Ausgrenzung, Mobbing, keine Freunde und mangelnde Attraktivität.

2.4.3 Störungsspezifische Therapiemaßnahmen

Kognitive Verhaltenstherapie. Nach Psychoedukation, Selbstbeobachtung und der gemeinsamen Erarbeitung eines Störungsmodells stehen die Förderung aktivierender und angenehmer Maßnahmen, Möglichkeiten der Selbstverstärkung sowie Techniken der kognitiven Umstrukturierung im Mittelpunkt. Weiter ergänzen Methoden des Kontingenzmanagements zur Motivierung, die gezielte Verbesserung sozialer Fertigkeiten sowie das Erlernen eines Entspannungsverfahrens die Behandlung. Gegen Ende der Behandlung sind Maßnahmen der Rückfallprophylaxe zu integrieren. Die Psychotherapie sollte durch regelmäßige sportliche Aktivitäten ergänzt werden.

In den amerikanischen Practice Parameters (AACAP, 2007) wird empfohlen, mittelgradig ausgeprägte Depressionen zunächst mit Psychotherapie (Verhaltenstherapie oder interpersonelle Therapie) zu behandeln, bei mangelnder Wirksamkeit dann zusätzlich die medikamentöse Therapie einzuleiten. Bei schweren Episoden sollte von Beginn an mit Medikation behandelt werden. Allerdings gilt die Datenlage für die Kombinationsbehandlung derzeit als nicht ausreichend (Bachmann et al., 2008a).

Die Effektstärken für die psychotherapeutische Behandlung depressiver Kinder liegen im kleinen bis mittleren Bereich, sowohl für Einzel- als auch für Gruppentherapie (David-Ferdon & Kaslow, 2008; Bachmann et al., 2008a). Die – bisher erst am Anfang stehende – Wirksamkeitsforschung hinsichtlich der psychotherapeutischen Behandlung depressiver Störungen im Kindes- und Jugendalter fassen Groen und Petermann (2011) wie folgt zusammen: Verhaltenstherapie ist wirksamer als Nicht-Behandlung, für andere Psychotherapie-Formen liegen keine Wirksamkeitsstudien vor, zu Wirkfaktoren lassen sich noch keine Aussagen treffen. Die Effektstärken für die Behandlung depressiver Erwachsener sind deutlich höher; der Versuch, die Behandlungskonzepte aus dem Erwachsenenalter einfach auf Kinder und Jugendliche zu übertragen, sollte kritisch hinterfragt und neue Behandlungskonzepte entworfen werden, die die oben genannten Risikofaktoren (insbesondere die kritischen Lebensereignisse sowie familiäre und schulische Faktoren) unter entwicklungspsychopathologischen Gesichtspunkten stärker berücksichtigen.

Elternarbeit. Sehr wichtig ist auch hier die Psychoedukation der Eltern hinsichtlich Störungsbild, Behandlung und Rückfallprophylaxe, eine Beratung hinsichtlich des Abbaus möglicher familiärer und/oder schulischer Belastungen, die Verbesserung der intrafamiliären Kommunikation und Problemlösefertigkeiten. Maßgeblich ist der Einbezug der Eltern auch für die Compliance bei einer möglichen medikamentösen Behandlung.

Einbezug der Schule. Kontakt zur Schule, Psychoedukation der Lehrer und enge Kooperation ist unabdingbar, wenn die depressive Störung so ausgeprägt ist, dass der schulische Bereich betroffen ist (z. B. aufgrund von Leistungseinbrüchen, Konzentrationsschwierigkeiten und/oder vermehrten Fehlzeiten).

Medikation. Die Studienlage zur medikamentösen Behandlung von depressiven Störungen im Kindes- und Jugendalter ist derzeit noch unbefriedigend (Mehler-Wex, 2008). Indikation für eine Pharmakotherapie sind vor allem eine schwere depressive Episode sowie Suizidalität. Erste Wahl sind die Selektiven Serotonin-Wiederaufnahme-Hemmer (SSRI), bei agitierten Depressionen sedierende Antidepressiva (Gerlach et al., 2004). Die beste Studienlage liegt für Fluoxetin vor, das auch als einziges Antidepressivum in Deutschland für die Behandlung depressiver Kinder (ab acht Jahren) und Jugendlicher zugelassen ist. Deutlich besser als Placebo schneiden auch Citalopram und Sertralin ab (Mehler-Wex, 2008). Für die Wirksamkeit von trizyklischen Antidepressiva gibt es für das Kindesalter keine hinreichende Evidenz, sie sollten aufgrund des Profils unerwünschter Wirkungen und der letalen Wirkung bei Überdosierung nur äußerst selten im Kindes- und Jugendalter eingesetzt werden (Bachmann et al., 2008a). Am häufigsten wird bei leichten bis mittelgradigen Depressionen Johanniskraut durch Kinder- und Hausärzte eingesetzt, das aber ebenfalls mit nicht zu vernachlässigenden Nebenwirkungen verbunden ist. Es ist im Erwachsenenalter gut wirksam, aber für das Kindes- und Jugendalter bislang nicht hinreichend untersucht (Mehler-Wex, 2008). Zur ab 2004 geführten Diskussion um die vermeintlich erhöhte Suizidalität unter SSRI sei darauf hingewiesen, dass nach Rückgang der SSRI-Verschreibungszahlen die Suizide bei depressiven Jugendlichen deutlich zunahmen (Gibbons et al., 2007). Die Vorteile der SSRI-Behandlung überwiegen damit die Risiken (Trott & Oehler, 2006).

FESKKO: Interventionsziele für Depressive Interventionsziele

Verbesserung von …

- Stimmung und Emotionsregulation
- Aktivierungsniveau und Antrieb
- Geselligkeit und Freude
- sozialen Kontakten und Kompetenzen
- dysfunktionalen Kognitionen
- Selbstwirksamkeit
- Selbstwert
- Unterstützung durch die Eltern

2.5 Traumafolgestörung

Fallbeispiel

Traumafolgestörung

Der siebenjährige Leander ist mit zweieinhalb Jahren in seine jetzige Pflegefamilie gekommen. In seiner Ursprungsfamilie war er chronisch vernachlässigt und wiederholt körperlich misshandelt worden. Leander ist chronisch angespannt, unruhig ▶

und »immer auf dem Sprung«, kann sich nicht länger als wenige Minuten auf eine Sache konzentrieren. Er schläft schlecht, berichtet von »schlimmen Träumen«, hortet Essen und Trinken und nässt nachts immer wieder ein. Seinen Pflegeeltern gegenüber ist er verbal sehr aggressiv, er hat begonnen, seine Pflegemutter tätlich anzugreifen, und in seinem Zimmer hat er zahlreiche Gegenstände zerstört. Auch kleinste Anlässe reichen aus, dass er »ausrastet«, und es dauert lange, bis er sich beruhigt. Der Schulbesuch ist nur eingeschränkt möglich. Das Alltagsleben ist durch sein Verhalten stark belastet, er selbst findet sich »schlecht und böse«.

Insbesondere im stationären Bereich der Jugendhilfe und der Kinder- und Jugendpsychiatrie gibt es eine Reihe von Kindern, die im frühen Kindesalter Vernachlässigung, Gewalt und (emotionalem und/oder sexuellem) Missbrauch ausgesetzt waren und in der Folge eine Vielzahl von Verhaltensauffälligkeiten entwickeln.

Da lange Zeit die Trauma-Perspektive nicht berücksichtigt wurde, haben diese Kinder bisher häufig eine Vielzahl von Diagnosen (Schmid et al., 2010) und selten eine adäquate Behandlung erhalten. Mit Beginn der Adoleszenz sehen wir bei solchen komplex traumatisierten Jugendlichen dann häufig eine akzentuierte Persönlichkeitsentwicklung bis hin zur Manifestation von Persönlichkeits(entwicklungs)störungen (vgl. Adam & Peters, 2003). Der therapeutische Umgang mit solchen komplex traumatisierten Kindern erfordert ein sehr gutes traumaspezifisches Wissen und fundierte traumapädagogische und -therapeutische Kenntnisse (z. B. Bausum et al., 2011).

Van der Kolk und Kollegen (2009) haben das Konzept der Entwicklungsbezogenen Traumafolgestörung (Developmental Trauma Disorder, teilweise auch übersetzt als »Komplexe Traumaentwicklungsstörung«) entwickelt, das zusätzlich zum Vorliegen von PTBS-Symptomen die folgenden drei Kernbereiche umfasst (Schmid et al., 2010, S. 49):

(1) affektive und physiologische Dysregulation bzw. Dissoziation,
(2) Defizite in der Steuerung von Verhalten und Aufmerksamkeit sowie
(3) Probleme der Selbstwertregulation und der Beziehungsgestaltung (z. B. Aggressivität, Distanzminderung, mangelnde Reziprozität, Misstrauen).

Diese komplexen Auffälligkeiten sind vor allem der destruktiven Trias aus chronischer Traumatisierung, der Zerstörung fundamentaler Bindungssicherheit und der massiven Beeinträchtigung frühkindlicher Entwicklungsprozesse von Emotionsregulation, Aufmerksamkeit, Lernen, Gedächtnis und Ich-Entwicklung geschuldet (Cortois & Ford, 2009).

Zur Behandlung früher Traumatisierungen wurden in den letzten Jahren eine Reihe von Interventionen entwickelt, so beispielsweise die Traumafokussierte kognitiv-behaviorale Therapie, die Narrative Expositionstherapie (KIDNET), traumazentrierte spieltherapeutische Verfahren, die psychodynamische imaginative Traumatherapie (PITT-KJ) oder EMDR (Landolt & Hensel, 2012). Inwiefern diese Ansätze auch bei der Komplexen Traumafolgestörung hilfreich sein können, ist empirisch noch zu untersuchen.

Da das Störungsbild der Traumafolgestörung eine Vielzahl von Symptomen umfasst, seien hier beispielhaft einige Interventionsziele genannt, die eine Indikation für das vorliegende Manual (als Teil einer multimodalen Gesamtbehandlung) darstellen können.

FESKKO: Interventionsziele für die Traumafolgestörung

Verbesserung von ...

- Emotionswahrnehmung und -regulation
- Selbstbild und Selbstwert
- Selbstwirksamkeit
- Verhalten in sozialen Beziehungen/soziale Kompetenzen
- Empathie- oder Abgrenzungsfähigkeit

2.6 Weitere Indikationen sowie Kontraindikationen

Neben den oben aufgeführten Störungsbildern können noch weitere Störungen eine Indikation für die Teilnahme an FESKKO darstellen. Gleichzeitig sollten Kinder mit anderen Störungsbildern wie zum Beispiel tiefgreifenden Entwicklungsstörungen oder Psychosen, mit denen eine generelle Kontraindikation für störungsunspezifische Gruppentherapien verbunden ist, nicht mit FESKKO behandelt werden. Die Anforderungen des Konzeptes überfordern Kinder mit einer Intelligenzminderung, wohingegen Kinder mit einer leichteren Lernbehinderung nach unserer Erfahrung durchaus von der Gruppe profitieren können. Bei wieder anderen Störungen ist der richtige Zeitpunkt für die Behandlung mit FESKKO zu berücksichtigen: So würde beispielsweise die Gruppenteilnahme bei einem Kind mit ausgeprägtem Mutismus zu Beginn der Therapie eine Überforderung darstellen, im Verlauf der Behandlung kann die Indikation jedoch durchaus gegeben sein.

Teil II
Training

3 FESKKO – Das Konzept

3.1 Therapeutisches Konzept

Das vorliegende kognitiv-verhaltenstherapeutisch orientierte gruppentherapeutische Konzept ist *ein* Baustein innerhalb der multimodalen Behandlung von externalisierenden und internalisierenden Störungsbildern bei Kindern. Es kann andere indizierte Maßnahmen nicht ersetzen, insbesondere nicht einzeltherapeutische Interventionen, die therapeutische Arbeit mit den Eltern, Maßnahmen der Jugendhilfe und/oder eine erforderliche Medikation. Im Rahmen eines individuell angepassten Behandlungskonzeptes für das jeweilige Kind ist über Sinn und Notwendigkeit einer solchen gruppentherapeutischen Maßnahme zu entscheiden.

FESKKO richtet sich an Kinder mit Defiziten in sozialen, kognitiven und emotionalen Kompetenzen im Alter zwischen 7 und 13 Jahren. Ein Teil der Übungen ist nach Alter differenziert (7–10 und 11–13 Jahre).

Das Konzept ist **modulartig** konzipiert, wie in Tabelle 3.1 beschrieben. Die Auswahl der Module hängt vom Setting (ambulant vs. stationär), von der Dauer der Gruppe, vom Alter der Kinder und von der Art ihrer Probleme ab. Der Förderung von sozial-emotionalen Fertigkeiten und Empathie ist kein eigenes Modul gewidmet, sondern sie erfolgt durchgehend während der gesamten Durchführung, ebenso die Elternarbeit.

Setting. FESKKO ist für die Durchführung in Gruppen gedacht, die eine Größe von etwa fünf bis maximal acht Kindern haben sollten. Die Gruppen können offen oder geschlossen sein. Die Durchführung kann ambulant oder im stationären Rahmen erfolgen. Für den ambulanten Bereich haben wir Vorschläge für die Elternarbeit integriert (Elternabend und wöchentliche Elternarbeit). Teile dieser Elternarbeit können auch im stationären Bereich genutzt werden, je nach Ressourcen der Eltern; viele der für die Eltern vorgesehenen Hausaufgaben können aber auch von den Betreuern der Station bzw. der Jugendhilfe-Gruppe übernommen werden (Baierl, 2010). Wenn ein Elternabend durchführbar ist, so steht er am Beginn der Gruppenpsychotherapie vor den Modulen mit den Kindern.

FESKKO wurde von uns selbst bzw. von Kollegen bereits in folgenden Settings durchgeführt und hat sich als gut praktikabel erwiesen:

- kinderpsychiatrische Stationen (offene Gruppe ohne Elternarbeit, die Eltern-Interventionen wurden von den Bezugsbetreuern der Station übernommen)
- kinderpsychiatrische Tagesklinik (offene Gruppe mit variabler Elternarbeit, je nach Ressourcen der Eltern)
- ambulante kinderpsychotherapeutische Praxis (geschlossene Gruppe mit Elternarbeit)

Tabelle 3.1 Module und Inhalte von FESKKO

Modul	Inhalte	
(1) – Kennenlernen	▶ mit anderen sozial angemessen Kontakt aufnehmen	**Förderung von sozial-emotionalen Fertigkeiten und Empathie** **Elternarbeit**
(2) – Selbstwert	▶ eigene Fähigkeiten und Ressourcen benennen ▶ positive Rückmeldungen von anderen erhalten ▶ euthyme Elemente: Genuss und Achtsamkeit	
(3) – Emotionen	De- und Enkodieren verschiedener Basisemotionen: ▶ glücklich und traurig ▶ ängstlich ▶ wütend ▶ gemischte und komplexere Emotionen	
(4) – Kognitionen	Dysfunktionale Kognitionen identifizieren und modifizieren: ▶ funktionale und dysfunktionale Kognitionen I ▶ funktionale und dysfunktionale Kognitionen II	
(5) – Selbst- und Fremdwahrnehmung	▶ Fremdwahrnehmung: soziale Abläufe richtig interpretieren ▶ Selbstwahrnehmung: Wie wirke ich auf andere und was löst das Verhalten anderer bei mir aus? ▶ die eigene Identität reflektieren	
(6) – Emotionsregulation und Problemlösen	Regulation von negativen Emotionen: ▶ Umgang mit Traurigsein ▶ Umgang mit Wut ▶ Umgang mit Angst Problemlösen: ▶ Problemlöseschema	
(7) – Familie	▶ Wie sehe ich meine Familie?	
(8) – Elternabend	▶ Psychoedukation, Überblick über die Gruppe	

- ambulante kinderpsychiatrische SPV-Praxis (geschlossene Gruppe mit Elternarbeit)
- stationäre Jugendhilfe-Einrichtung (geschlossene Gruppe mit Elternabend, die wöchentlichen Eltern-Interventionen wurden von den Bezugsbetreuern der Gruppe übernommen)

Verhaltenstherapie. Unser Konzept ist kognitiv-verhaltenstherapeutisch orientiert im Sinne des für Kinder hilfreichen Pragmatismus der Verhaltenstherapie: Vorgabe klarer Strukturen, direktives Vorgehen, positives und korrektives unmittelbares Feedback, Aktivieren von Ressourcen, aktives Problembewältigen, Erleben alternativen Verhaltens, Erleben stabiler interpersoneller Beziehungen, Förderung korrektiver emotionaler Erfahrungen (vgl. Lammers, 2006), Umstrukturierung dysfunktionaler kognitiver und emotionaler Prozesse.

Zur Durchführung einer solchen Gruppe ist eine psychotherapeutische Ausbildung Voraussetzung; ko-therapeutisch stellen andere Berufsgruppen oft eine Bereicherung dar. Es ist ausgesprochen vorteilhaft, eine solche Gruppe mit zwei Therapeutinnen durchzuführen; im ambulanten Bereich scheitert dies leider häufig an den fehlenden personellen und finanziellen Ressourcen.

Gruppentherapie. Der gruppentherapeutische Ansatz bietet sowohl für Kinder mit internalisierenden, externalisierenden und mit Traumafolgestörungen alltagsnahe Lernmöglichkeiten (s. a. Abschn. 3.2). Das gemischte Gruppensetting hat dabei drei Vorteile:

- Das Sozialverhalten eines Kindes ist automatisch (diagnostischer und therapeutischer) Gegenstand des Settings.
- Die Kinder lernen voneinander und miteinander – nicht nur Defizite, sondern auch bereits vorhandene komplementäre Kompetenzen und Ressourcen werden bewusst und können genutzt werden.
- In der Gruppe lernen Kinder sozial-emotionale Fertigkeiten deutlich besser als in der therapeutischen Einzelsituation mit einem erwachsenen Therapeuten; damit ist auch ein Transfer in den Lebensalltag des Kindes besser erreichbar.

Die in der Gruppe bearbeiteten Themen und die Verhaltens- und Erlebensweisen des jeweiligen Kindes können in der **Einzeltherapie** mit dem Kind aufgegriffen und vertieft werden.

Eltern. Der Einbezug der Eltern ist eine wertvolle Ergänzung. Er dient in diesem Manual vor allem folgenden Zielen:

- Transparenz und Psychoedukation: Die Eltern verstehen, *was* in der Gruppe gemacht wird und *warum*.
- Transfer: Die Eltern lernen, wie therapeutische Elemente der Gruppe in den häuslichen Bereich übertragen werden können (Eltern als Ko-Therapeuten), um so eine Konsolidierung der Verhaltensänderungen zu erreichen.
- Beziehungs- und Selbstwertförderung: Die Eltern erleben, wie sich die Beziehung zu ihrem Kind verbessern lässt und wie das den Selbstwert und die emotionale Sicherheit ihres Kindes stärkt.

- Familientherapeutisch-systemischer Blickwinkel: Die Eltern erleben, dass die aktive Arbeit an einer Verbesserung der familiären Interaktionen und Beziehungen hilfreich für die gesamte Familie ist.

Da der zeitliche Umfang der Elternarbeit begrenzt ist, können oft nur Anstöße gegeben werden. Zur Vertiefung sei auf die Einzelgespräche mit den Eltern im Rahmen der Bezugspersonen-Therapie oder auf die bereits im Störungsteil genannten Elterntrainings verwiesen.

Therapeutische Beziehung. In diesem Buch werden zwar Anregungen für die Gestaltung der therapeutischen Stunden gegeben im Sinne von konkreten Übungen und Techniken, diese Übungen und Techniken können aber nur »erfolgreich« sein, wenn sie auf der Basis einer positiven, wertschätzenden therapeutischen Beziehung eingesetzt werden. Eine professionelle therapeutische Haltung zur Durchführung einer solchen Gruppentherapie zeichnet sich aus durch

- eine gute Kenntnis des Kindes, seiner Problematik und seiner familiären Situation,
- die Fähigkeit zur komplementären, wertschätzenden und ressourcenorientierten Beziehungsgestaltung,
- positiv-warmherzige Autorität, Zugewandtheit, Klarheit und Humor im Umgang,
- hohe soziale Kompetenz,
- Validieren emotionaler Erfahrungen,
- prozessorientiertes Wahrnehmen und Handeln,
- bewältigungsorientierte, direktive Hilfestellungen,
- die Fähigkeit, positive und negative Verstärkungen im richtigen Maß einzusetzen,
- Flexibilität im Umgang mit Patienten, Materialien und Techniken.

Störungsspezifische Kompetenzen. In Gruppen mit einem hohen Anteil hyperaktiver und dissozialer Kinder braucht es darüber hinaus folgende störungsspezifische Kompetenzen (Baierl, 2010):

- hohe Konfliktbereitschaft,
- gute Fähigkeiten zur Deeskalation,
- Annehmen und Wertschätzen der Person bei gleichzeitiger Ablehnung der dissozialen Verhaltensweisen,
- klare Grenzsetzungen und spürbare Konsequenzen bei Regelüberschreitungen,
- Kontrolle der Umsetzung von Anforderungen,
- beständige Rückmeldung zur Wirkung des Kindes auf andere,
- Alternativinterpretationen anbieten bzgl. der sozialen und emotionalen Wahrnehmung,
- kontinuierliches Üben der Perspektivenübernahme zur Förderung von Empathie,
- Anerkennung und Belohnung erwünschten Verhaltens (insbesondere auch von kleinsten Anstrengungen).

In den Anmerkungen zu den einzelnen Modulen finden sich zahlreiche Beispiele für die Gestaltung der therapeutischen Beziehung, die Gesprächsführung, den Umgang mit schwierigen Therapiesituationen und die praktische Ausführung therapeutischer Interventionen.

Bedürfnisbefriedigung. Die Kombination von Methoden der Kognitiven Verhaltenstherapie, Gruppensetting, therapeutischer Beziehung und störungsspezifisch zugeschnittenen Inhalten soll eine verbesserte Bedürfnisbefriedigung für das jeweilige Kind zum Ziel haben. Die beispielsweise von Grawe (2004) ausführlich referierten vier Grundbedürfnisse, deren frühe und andauernde Verletzung erhebliche negative Auswirkungen haben kann, versuchen wir durch unser Konzept konsequent anzusprechen (Tab. 3.2).

Tabelle 3.2 Integration der Grundbedürfnisse nach Grawe (2004) in den Therapieablauf

Das Bedürfnis nach ...	... wird angesprochen durch
Kontrolle	gleichbleibende Struktur der Stunden, feste Rituale, klare Regeln, Transparenz, individuelles Anforderungsniveau, nachvollziehbare und faire Rückmeldungen, Bewältigungserfahrungen bei Problemen, Verlässlichkeit der Therapeutinnen, Psychoedukation
Lust	Motivierung, kindgemäße, ansprechende Materialien, Humor, Erfolgserlebnisse, neue positive Erfahrungen
Bindung	positive, tragfähige, feinfühlige, warmherzige, komplementäre therapeutische Beziehung, positive Beziehungen zwischen den Kindern, aktive Verbesserung der Eltern-Kind-Beziehung
Selbstwerterhöhung	Interesse an den Kindern, positive Rückmeldungen, häufige Erfolgserlebnisse, Ressourcenaktivierung, Bewältigungserfahrungen bei Problemen (Förderung der Selbstwirksamkeit)

3.2 Therapeutische Ziele

Die unter 3.1 beschriebene Konzeption verfolgt spezifische Lernziele. Diese Ziele sind abgeleitet von den in Kapitel 2 geschilderten Schwierigkeiten, die Kinder mit externalisierenden und internalisierenden Störungen haben. Die therapeutischen Ziele beschreiben wir auf der sozialen, emotionalen, kognitiven und familiären Ebene (s. Tab. 3.3).

Es wäre vermessen anzunehmen, dass diese Lernziele auch alle erreicht werden können. Was erreicht wird, hängt wesentlich von den Ressourcen und vom Ausgangsniveau des einzelnen Kindes ab, insbesondere von der Art und Schwere des Störungsbildes, der intellektuellen Leistungs- und Lernfähigkeit und dem familiären Hintergrund.

Tabelle 3.3 Lernziele der FESKKO-Gruppenpsychotherapie

Förderung *sozial* angemessenen Verhaltens	**Förderung *emotionaler* Fertigkeiten**	**Förderung *kognitiver* Fertigkeiten**	**Förderung *familiärer* Ressourcen und Kompetenzen**
▶ Blickkontakt ▶ Körperhaltung ▶ Sprechlautstärke ▶ Selbstbehauptung ▶ Kontakt aufnehmen ▶ Kritik annehmen ▶ vor einer Gruppe sprechen ▶ mit anderen zusammenarbeiten ▶ anderen zuhören ▶ mit Misserfolgen umgehen ▶ Lob annehmen ▶ die eigene Meinung vertreten ▶ andere Meinungen gelten lassen ▶ Bedürfnisse und Wünsche äußern ▶ auf andere Rücksicht nehmen ▶ anderen respektvoll begegnen	▶ Aufnahme und Aufrechterhaltung positiver Beziehungen zu Erwachsenen und Gleichaltrigen ▶ De- und Enkodierung von Emotionen ▶ emotionale Perspektivenübernahme ▶ Förderung von Empathie ▶ Sprechen über Gefühle (Selbstöffnung, Austausch) ▶ Emotionsregulation ▶ Impulskontrolle ▶ Frustrationstoleranz ▶ Anstrengungsbereitschaft ▶ Erleben von Entspannung ▶ Aufbau neuen Verhaltens, Abbau von Vermeidungsverhalten und Angst ▶ Äußerung negativer Gefühle ▶ Erleben positiver Gefühle	▶ Wahrnehmung und Bewertung sozialer und emotionaler Reize ▶ Identifikation und Modifikation von dysfunktionalen Kognitionen ▶ Problemlösen ▶ Entwickeln von Verhaltensalternativen ▶ Berücksichtigung moralischer Gesichtspunkte ▶ Bedenken von kurz- und langfristigen Konsequenzen eigenen Handelns für sich und andere ▶ Selbstbeobachtung und Selbsteinschätzung (Selbstreflexion) ▶ kognitive Perspektivenübernahme ▶ Wissen über Emotionen	▶ Eltern-Kind-Beziehung/Bindung ▶ aktive Unterstützung des Kindes ▶ Wahrnehmung und Rückmeldung positiver Verhaltensweisen des Kindes ▶ Einfühlungsvermögen und Verständnis ▶ Reflexion des eigenen elterlichen Verhaltens ▶ gemeinsame Bewältigung von Schwierigkeiten und Problemen ▶ Psychoedukation bzgl.: Lob und Zuwendung, Stressmanagement, Empathie, Emotionen, Angst und psychosomatische Beschwerden, Modellverhalten, operante

▼

Tabelle 3.3 Lernziele der FESKKO-Gruppenpsychotherapie

Förderung *sozial* angemessenen Verhaltens	**Förderung *emotionaler* Fertigkeiten**	**Förderung *kognitiver* Fertigkeiten**	**Förderung *familiärer* Ressourcen und Kompetenzen**
▶ Konflikte regeln ▶ Freude an sozialen Kontakten ▶ Annehmen von Regeln und Strukturen	▶ Selbstwirksamkeit und Selbstwert ▶ Integration psychosomatischer Empfindungen ▶ Auseinandersetzung mit Identität und Familie	▶ Wissen über Zusammenhänge zwischen Emotionen, Kognitionen und Verhalten	Verstärkung, Zusammenhänge zwischen Kognitionen und Verhalten, Selbst- und Fremdwahrnehmung, Emotionsregulation, Problemlösen

3.3 Gesprächsführung

Da wir davon ausgehen, dass die Gruppentherapie von gut ausgebildeten Psychotherapeutinnen durchgeführt wird, hier nur einige kurze grundlegende Anmerkungen zur Gesprächsführung (konkrete Beispiele in den Anmerkungen zu den einzelnen Modulen).

Unentbehrlich für die Leitung einer Kindergruppe sind Authentizität, Gelassenheit, Humor und Antizipationsfähigkeit. Beziehung geht vor Inhalt. Ziel der Gesprächsführung ist, nicht nur die kognitive Ebene anzusprechen, sondern ebenso motivationales und affektives Erleben. Die Therapeutin muss so kompetent sein zu wissen, in welcher Situation und bei welchem Patient mehr Emotionsregulation nötig ist und wann die Förderung des emotionalen Erlebens im Mittelpunkt stehen soll (vgl. Lammers, 2006). Parallel zur inhaltlichen und pädagogischen Arbeit ist es Aufgabe der Therapeutinnen, interaktionale Prozesse zwischen den teilnehmenden Kindern sowie besondere emotionale Reaktionen wahrzunehmen und ggf. aufzugreifen oder aber gegenzusteuern.

In der Gesprächsführung ist es wichtig, als Therapeutin keine längeren Monologe zu führen, weil das die Kinder langweilt, sie sich die Inhalte nicht merken können und ihre Aufmerksamkeit abschweift. Die Kinder werden möglichst viel eingebunden, z. B. durch das Übertragen kleiner Aufgaben (z. B. Vorlesen), (beantwortbare) Fragen, geleitetes Entdecken, eine lebhafte Mimik und Gestik sowie durch kleine Rollenspiele. Damit ist die Gesprächsführung insbesondere zu Beginn der Gruppentherapie relativ direktiv, aber natürlich auch angemessen warmherzig und zugewandt. Die Kinder werden immer wieder mit ihrem Namen angesprochen und sehr oft gelobt – und zwar für ihre Anstrengungen, nicht für die »Ergebnisse«! Positives Verhalten wird verstärkt, negatives entweder ignoriert oder mit negativen Konsequenzen belegt. Im Falle negativer Konsequenzen sollten diese ruhig und kurz ausgesprochen und auf der Handlungsebene durchgesetzt werden. Eine emotional vorwürfliche Haltung, längere Erklärungen über korrektes und inkorrektes Verhalten sowie das Nachtragen des Fehlverhaltens über den Abschluss der negativen Konsequenzen hinweg sind kontraproduktiv. Auch kleinste positive Verhaltensweisen werden registriert und verstärkt. Verhaltensweisen wie »besser wissen«, petzen oder abwerten werden nicht toleriert und deshalb aktiv unterbunden.

Kinder, die besonders unaufmerksam und/oder unruhig sind, setzen wir direkt neben uns, damit wir sie durch leichte Berührungen wieder fokussieren können. Wenn sie übermäßig viel mit Gegenständen spielen, nehmen wir sie ihnen beiläufig aus der Hand, ohne das zu kommentieren. Bei Gruppen mit vielen unruhigen Kindern hat es sich übrigens als besser erwiesen, auf Stühlen (am besten mit Armlehnen) zu sitzen als auf Matten auf dem Boden (scheint zu wenig äußere Struktur zu bieten).

3.4 Aufbau der einzelnen Stunden

Jede Stunde des Manuals ist gleich strukturiert und auf eine Länge von etwa 60 Minuten angelegt (plus 30 Minuten für die Eltern). Im Nachfolgenden soll die Grundstruktur erläutert und mit unseren Erfahrungen bzgl. des praktischen Einsatzes ergänzt werden.

Inhaltliche und zeitliche Struktur jeder Therapiestunde

(1) Begrüßung	ca. 5 Minuten
(3) Rückmeldungen	ca. 5 Minuten
(4) Übungsaufgabe besprechen	ca. 5 Minuten
(5) aktuelle Übung/Rollenspiel	ca. 30–40 Minuten
(6) neue Übungsaufgabe	ca. 5 Minuten
(7) Selbsteinschätzung	ca. 5 Minuten
(8) Abschluss	ca. 5 Minuten

(1) Begrüßung

Unter »Begrüßung« fallen mehrere Punkte:

- Zunächst gehört natürlich die **Begrüßung** der Kinder dazu, insbesondere auch das herzliche Willkommenheißen neuer Kinder bei offenen Gruppen. Manchmal sind die Kinder sehr aufgedreht oder unruhig: Dann beginnen wir die Stunde mit einem Gong und machen zur Fokussierung die sogenannte »Stilleminute«, die ein Kind mit Blick auf die Uhr ansagen und nach einer Minute beenden darf und in der alle Kinder ruhig werden (niemand darf sprechen). Für sehr unruhige oder angespannte Kinder kann es zusätzlich hilfreich sein, auf die Atmung zu achten und ggf. die Atemzüge zu zählen (für alternative Achtsamkeitsübungen s. Kaltwasser, 2008). Wenn man dieses Vorgehen ritualisiert, funktioniert die »Stilleminute« ohne Probleme.
- Ein Kind darf für das **»Ablauf-Plakat«** zuständig sein (s. Abb. 3.1). Auf diesem Plakat (das die Therapeutinnen im Vorfeld erstellen) wird die Grundstruktur der Stunde aufgeschrieben und mittels eines Zeigers angezeigt, an welchem Punkt man gerade ist. Das zuständige Kind darf den Zeiger dann immer auf den nächsten »Programmpunkt« schieben. Dies hilft insbesondere Kindern mit Problemen in Aufmerksamkeit, Arbeitsgedächtnis und Selbststrukturierung.
- Kommt ein neues Kind in die Gruppe, so erhält es zunächst eine **Mappe**, die es dann jedes Mal mitbringt (zur Gestaltung der Mappe s. Abschn. 3.5). Dann werden verschiedene Blätter erläutert, die immer wieder zum Einsatz kommen. Diese Erläuterungen können gemeinsam mit den schon »erfahrenen« Kindern gegeben werden, die das gerne, mit Eifer und Stolz übernehmen. Die Blätter sind (inhaltliche Erläuterungen im Abschnitt »Allgemeine Materialien«):
  - Regelblatt (es dauert zu lange, alle Regeln zu erläutern, aber die wichtigsten können herausgegriffen werden)

- Stempelblatt (hier sollte betont werden, dass es nicht nur Sanktionen gibt, sondern auch »Belohnungen« winken)
- Rückmeldebogen (wir verzichten auf lange Erklärungen, sondern lassen das neue Kind erleben, was damit gemeint ist)
- Selbsteinschätzungsbogen (auch hier verzichten wir zunächst auf Erklärungen, sondern erläutern dem Kind das Ausfüllen beim ersten Mal)

Anmerkung. Unter dem Punkt »Begrüßung« werden schon zwei kleine »Aufgaben« an einzelne Kinder übertragen, nämlich das Ansagen der Stilleminute und die Zuständigkeit für das Ablauf-Plakat. Dieses Durchführen kleiner, ritualisierter Aufgaben durch die Kinder dient der Förderung von Selbstwirksamkeit und Anstrengungsbereitschaft, es stärkt die Übernahme von Verantwortung und fördert das Kohärenz-Gefühl der Gruppe. Die Kinder lieben diese Aufgaben und übernehmen sie gerne; sie werden aktiv dabei unterstützt und entsprechend gelobt. Pädagogisch hilfreich ist es, bestimmte Aufgaben mit »Heute *darf* Max die Rückmeldebögen austeilen …« einzuleiten.

1 Begrüßung
2 Rückmeldungen
→ 3 Übungsaufgabe besprechen
4 Aktuelle Übung/Rollenspiel
5 Neue Übungsaufgabe
6 Selbsteinschätzung
7 Abschluss

Abbildung 3.1 Beispiel für ein Ablauf-Plakat

(2) Rückmeldungen

Es gibt zwei Arbeitsblätter, durch die die Kinder schriftliche Rückmeldungen zu ihrem Verhalten in der Gruppe bekommen: einmal der »Rückmeldebogen«, zum anderen der »Selbsteinschätzungsbogen« (weitere Erläuterungen dazu s. S. 53 f.).

AB 1–3

Der *Rückmeldebogen* (AB 1 bzw. 2) gibt den Kindern ein Feedback, was sie schon gut gemacht haben und was sie noch verbessern können. Die Kinder lesen reihum die Rückmeldungen vor und werden motiviert, in dieser Stunde besonders daran zu arbeiten, was unter dem Punkt »Das kann ich noch lernen« steht. Danach wird der Bogen von den Therapeutinnen eingesammelt und später für die aktuelle Stunde ausgefüllt (entweder während der Abschlusszeit, sofern eine Therapeutin dann Zeit hat, oder nach der Gruppe).

Der *Selbsteinschätzungsbogen* (AB 3) umfasst Selbst- und Fremdeinschätzung zu spezifischen Verhaltensproblemen und -ressourcen des einzelnen Kindes.

(3) Übungsaufgabe besprechen

Bei der Besprechung der Übungsaufgabe sollte Folgendes beachtet werden:

- Im Mittelpunkt soll hier die Ressourcenaktivierung in Form positiven verbalen und nonverbalen Feedbacks für die *Bemühungen* des Kindes stehen. Die inhaltliche Qualität der bearbeiteten Aufgabe ist zunächst sekundär. Ist die Aufgabe gemacht, erhält das Kind zusätzlich einen Stempel auf das Stempelblatt.

- Da die Kinder zu diesem Zeitpunkt schon viel passiv zugehört haben, sollte die Übungsaufgabe nicht (zu) ausführlich besprochen werden. Es ist wichtig, flexibel zu reagieren, wenn die Kinder langsam unruhig werden, indem man z. B. nur den ein oder anderen bemerkenswerten Punkt herausgreift oder auf die Einzeltherapie verweist, in dem die Aufgabe ausführlicher besprochen werden kann.

Für die ersten drei Punkte (Begrüßung, Rückmeldebogen, Übungsaufgabe besprechen) sollten nicht mehr als etwa zehn bis 15 Minuten gebraucht werden. Alle Kinder werden aktiv beteiligt.

(4) Aktuelle Übung

Die aktuelle Übung bildet das Kernstück der jeweiligen Stunde, zeitlich sind dafür etwa 30 bis 40 Minuten vorgesehen. Für die Übungen kommen meist Rollenspiele und Arbeitsblätter zum Einsatz sowie verschiedene Hilfsmaterialien (z. B. Stifte, Scheren, Klebstoff, Plakat). Für jede Stunde ist unter dem Abschnitt »Materialien« angegeben, was gebraucht wird.

Die Übungen sind als *Vorschläge und Anregungen* gedacht. Sie haben sich in der Praxis bewährt, was Verständlichkeit und Durchführbarkeit angeht, erfordern aber alle ein Mindestmaß an Lese- und Schreibfertigkeiten. Jedem Anwender steht es offen, die Übungen zu variieren oder zu ergänzen. Das Hauptaugenmerk liegt auf den Bedürfnissen der Kinder und den therapeutischen Fähigkeiten, Fertigkeiten und Vorlieben der Therapeutinnen. Dazu gehört auch, mit den vorgeschlagenen Übungen flexibel umzugehen, um therapeutische Ziele zu erreichen. Diese geforderte Flexibilität bezieht sich auf mehrere Bereiche:

Zeitliche Flexibilität. Bei den meisten Durchführungen konnten die Übungen wie angegeben in einer Therapiestunde durchgeführt werden. Es kommt aber auch immer wieder vor, dass die Kinder schneller oder langsamer arbeiten; auf keinen Fall sollte ein Gefühl der Hetze und des »Durchziehenmüssens« entstehen. Deshalb ist es manchmal notwendig, Übungen zu reduzieren bzw. in der nächsten Stunde fortzusetzen.

Inhaltliche Flexibilität. Es kommt häufig vor (und eigentlich sind das die »Sternstunden« unserer therapeutischen Arbeit), dass die Kinder, ausgelöst durch die durchgeführte Übung, ins »Erzählen« kommen. Sie berichten dann (emotional deutlich involviert, vgl. Lammers, 2006) über für sie besonders schwierige oder berührende Erlebnisse, insbesondere innerhalb ihrer Familie. Diesen Öffnungen ist *unbedingt* Raum zu geben, auch wenn das die eigentliche Übung verzögert oder unterbricht. Unsere Beobachtung ist, dass die anderen Kinder sehr aufmerksam und gebannt zuhören, das erzählende Kind validieren, und anfangen, von ähnlichen Erfahrungen zu berichten. Diese Offenheit der Kinder ist ein großer Vertrauensbeweis und wird ausdrücklich gelobt. Die berichteten Inhalte können dann häufig in der Einzeltherapie vertieft genutzt werden.

Individuelle Flexibilität. Wichtig ist, das »Leistungsvermögen« des einzelnen Kindes im Auge zu behalten. Was für das eine Kind eine erfreuliche und ausdrücklich zu lobende Leistung sein mag, ist für das andere Ausdruck von mangelnder Motivation oder Testen von Grenzen. Dies heißt besonders im Hinblick auf die Rückmeldebögen, dass natürlich individuelle Maßstäbe anzulegen sind. Häufig geben wir auch aktive Hilfestellungen beim Lesen und Schreiben, wobei die Korrektur der Rechtschreibung keine Rolle spielt.

(5) Neue Übungsaufgabe

Die Übungsaufgabe, die die Hausaufgabe für zuhause darstellt, muss gut erläutert werden, wir lassen die Erläuterung auch häufig noch einmal durch ein oder mehrere Kinder wiederholen.

Im stationären Setting hat es sich bewährt, wenn die Kinder durch die Betreuer noch einmal an die Erledigung der Übungsaufgabe erinnert werden. Insbesondere bei Kindern mit Schreibschwierigkeiten oder generellen Problemen in der intellektuellen Leistungsfähigkeit kann die Aufgabe natürlich auch gemeinsam mit einem Betreuer erledigt werden.

Den Namen »Übungsaufgabe« haben wir dem Begriff »Hausaufgabe« mit Bedacht vorgezogen, da »Hausaufgabe« für Kinder sogleich mit Schule assoziiert ist. Dies führt bei Kindern, die negative schulische Erfahrungen gemacht haben, zu unguten Konnotationen und Ablehnung.

(6) Selbsteinschätzung

Die Selbsteinschätzung der Kinder mittels des Selbsteinschätzungsbogens (AB 3) erfolgt kurz vor Schluss für die vorangegangene Stunde. Die Bögen werden eingesammelt, von den Therapeutinnen ausgefüllt und am Anfang der nächsten Stunde zurückgegeben.

(7) Abschluss

Der Abschluss kann variabel gestaltet werden, je nach Vorlieben der beteiligten Kinder und Therapeutinnen: man kann eine Geschichte vorlesen, Entspannungs- oder Körperübungen machen, gemeinsam singen oder ein Spiel spielen (für kleine, wenig zeitintensive Gruppenspiele s. z. B. Fuchs, 2011). Diese Abschlussphase soll der Belohnung und Entspannung dienen.

(8) Elternarbeit

Für die Zeit mit den Eltern (bzw. einem Elternteil, meist den Müttern) sind ca. 30 Minuten eingeplant. Der Ablauf ist wie folgt:

a) Zunächst wird den Eltern *gemeinsam mit den Kindern* erläutert, was in der Stunde gemacht worden ist. Diese Erläuterungen kann man gut nutzen, um die Kinder vielfältig zu loben (beispielhaft ausführlich beschrieben in den Anmerkungen der ersten Stunde zum Thema »Selbstwert«, Abschn. 4.2.4). Die Zusammenfassung der Therapiestunde ist besonders sorgfältig zu gestalten, da man sie exzellent für folgende therapeutische Ziele nutzen kann:
   - ▶ Förderung von Ressourcen und Zuversicht
   - ▶ Verbesserung der Eltern-Kind-Beziehung

- Erleben von Selbstwirksamkeit und Stolz
- Erhöhung der Therapiemotivation
- Förderung der sozialen Kompetenzen (z. B. vor anderen sprechen)
- Wiederholung und Konsolidierung der in der Stunde erarbeiteten Inhalte

b) Den Eltern wird auch die Übungsaufgabe der Kinder noch einmal erklärt, da des Öfteren die Hilfe der Eltern bei der Durchführung nötig ist. Danach können die Kinder rausgeschickt werden (sofern räumlich und personell möglich; bei Gruppen mit einem hohen Anteil externalisierender Probleme muss man auch die Wartezeit strukturieren, da sonst Chaos ausbricht).

c) Den Eltern werden noch einmal kurz theoretischer Hintergrund und Intention der Stunde erläutert, und es werden Fragen dazu beantwortet. Wenn vorhanden, wird dazu Informationsmaterial ausgeteilt (»Elterninformationen«).

d) Dann wird die Hausaufgabe der Eltern besprochen (welche Erfahrungen wurden gemacht, was ist ihnen aufgefallen, was fiel schwer, was war positiv etc.).

e) Es wird eine neue Hausaufgabe für die Eltern ausgeteilt und erklärt. Der inhaltliche Bezug zur Arbeit mit den Kindern wird dargestellt.

Inhaltliche und zeitliche Struktur der wöchentlichen Elternarbeit

▶ Informationen über den Inhalt der Kinderstunde und die Hausaufgabe der Kinder	etwa 5–10 Minuten
▶ Austausch über die Hausaufgabe der Eltern der vergangenen Woche	etwa 5–10 Minuten
▶ Erläuterung des theoretischen Hintergrunds, Besprechen der Hausaufgabe für die kommende Woche	etwa 10 Minuten
▶ Besprechen aufgetretener Probleme/Fragen, Austausch	max. 5 Minuten

Diese inhaltliche und zeitliche Struktur wird beim ersten Treffen der Eltern erläutert. Sollten viele Eltern mit hohem Redebedarf und eher geringen Selbststrukturierungsfähigkeiten teilnehmen, so ist es hilfreich, diese Struktur durch ein Plakat im Therapieraum zu visualisieren. Auf dieses Plakat kann dann bei Bedarf immer wieder hingewiesen werden. Den Eltern wird erklärt, dass konkrete Inhalte vermittelt und besprochen werden, aber aus Zeitgründen nicht der »Einzelfall« im Mittelpunkt stehen kann.

Was die Erledigung der Eltern-Hausaufgaben angeht, so betonen wir, dass die Eltern hier auch eine wichtige Vorbildfunktion für ihre Kinder haben und die Kinder enttäuscht reagieren, wenn ihre Eltern die Aufgaben nicht machen. Es hilft auch als Ritual einzuführen, dass *jede* Familie kurz etwas zu ihrer Hausaufgabe sagt.

3.5 Allgemeine Materialien

Zu den allgemeinen Materialien gehört die Mappe, die jedes Kind bekommt. Am brauchbarsten ist ein schmaler Aktenordner mit Zweifach-Lochung. Weiter hat sich sehr bewährt, ein farblich geordnetes Register einzuheften, damit die Kinder ihre Materialien schneller finden. Wir kopieren dann die unten aufgeführten allgemeinen Materialien in der Farbe des jeweiligen Registers; so wissen die Kinder beispielsweise schnell, dass das Blatt mit der neuen Übungsaufgabe immer gelb ist und unter dem gelben Register zu finden ist.

Einige der nachfolgend vorgestellten Arbeitsblätter werden bei offen geführten Gruppen in jeder Stunde gebraucht, besonders dann, wenn ein neues Kind dazu kommt bzw. ein Kind die Gruppe verlässt.

(1) Rückmeldebogen (AB 1 bzw. 2)

AB 1 + 2

Für jedes Kind füllen die Therapeutinnen am Ende jeder Stunde den sogenannten »Rückmeldebogen« aus: Es wird ihnen rückgemeldet, was sie gut gemacht haben und was sie noch lernen können (s. Abb. 3.2). Zu Beginn der nächsten Stunde wird der Bogen dann vom jeweiligen Kind vorgelesen und es wird noch einmal ermuntert, in der dann folgenden Stunde besonders auf das zu achten, was es noch lernen kann. Bei aufmerksamkeitsgestörten Kindern hat es sich bewährt, die Kinder dies noch einmal in ihrer eigenen Sprache wiederholen zu lassen.

Die Formulierungen sollten einfach, eindeutig, in gut leserlicher Schrift und in der Ich-Form geschrieben sein. Natürlich sollten die Rückmeldungen nicht abwertend sein und so formuliert, dass die Kinder wissen, wie sie es besser machen können. Wenn etwas, was noch gelernt werden sollte, dann auch geklappt hat, sollte darauf lobend Bezug genommen werden.

Der Rückmeldebogen wird von den Kindern sehr gut angenommen und hat schnell einen sehr hohen Stellenwert bei ihnen.

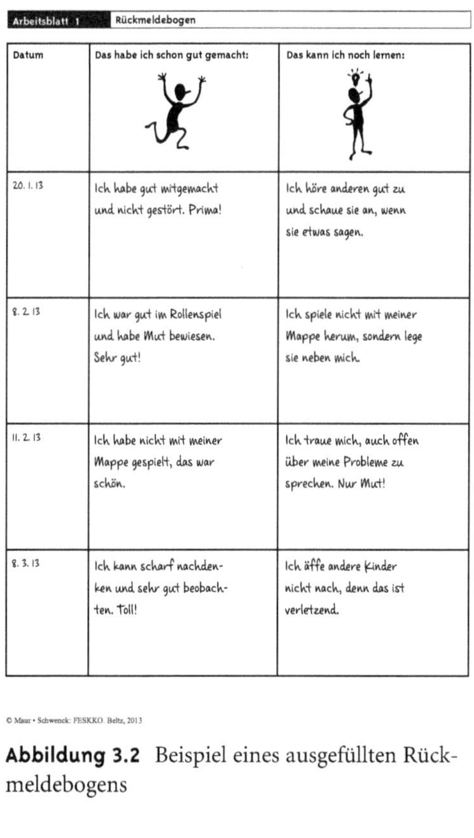

Arbeitsblatt 1 | Rückmeldebogen

Datum	Das habe ich schon gut gemacht:	Das kann ich noch lernen:
20. 1. 13	Ich habe gut mitgemacht und nicht gestört. Prima!	Ich höre anderen gut zu und schaue sie an, wenn sie etwas sagen.
8. 2. 13	Ich war gut im Rollenspiel und habe Mut bewiesen. Sehr gut!	Ich spiele nicht mit meiner Mappe herum, sondern lege sie neben mich.
11. 2. 13	Ich habe nicht mit meiner Mappe gespielt, das war schön.	Ich traue mich, auch offen über meine Probleme zu sprechen. Nur Mut!
8. 3. 13	Ich kann scharf nachdenken und sehr gut beobachten. Toll!	Ich äffe andere Kinder nicht nach, denn das ist verletzend.

Abbildung 3.2 Beispiel eines ausgefüllten Rückmeldebogens

Altersgruppe 11–13 Jahre. Für Kinder ab etwa elf Jahren (je nach kognitiver Reife auch früher oder später) gibt es den »Rückmeldebogen-J« (AB 2). Das Kind selbst reflektiert schriftlich, was es schon gut gemacht hat und wo es sich noch verbessern möchte; zusätzlich erhält es das entsprechende Feedback der Therapeutin.

AB 3

(2) Bogen zur Selbsteinschätzung (AB 3)

Während der Rückmeldebogen für jedes Kind gedacht ist, kann der Bogen zur Selbsteinschätzung individuell zum Einsatz kommen (allerdings hat es sich gezeigt, dass ihn schnell alle Kinder wollen, auch wenn er eigentlich nur für einige zum Einsatz kommen sollte – wir werten das als Zeichen von Motivation und benutzen ihn dann für alle). Er greift individuelle Probleme und Ressourcen des Kindes auf und ist insbesondere für Kinder gedacht, bei denen Diskrepanzen zwischen Selbst- und Fremdeinschätzung bestehen (entweder in Richtung Über- oder aber Unterschätzung). Die Kinder lernen sehr schnell die Handhabung dieses Bogens und sind hoch motiviert, ihre Selbst- mit der Fremdeinschätzung durch die Therapeutinnen zu vergleichen. Bei vielen Kindern stellen sich auch erstaunlich schnell Fortschritte in ihrer Selbsteinschätzung ein.

Den Selbsteinschätzungs-Bogen füllt das Kind am Ende der Stunde aus, die Therapeutin kreuzt ihre Einschätzung dann mit einer anderen Farbe an. Diskrepanzen und Übereinstimmungen können zu Beginn der nächsten Stunde (Ablaufpunkt »Rückmeldungen«) angeschaut und im Einzelgespräch vertieft besprochen werden.

Die vorgegebenen Items können bzw. müssen natürlich bei jedem Kind variiert werden. Wir haben zwei Beispielbögen (AB 3) vorgegeben (einer für Kinder mit externalisierender, der andere für Kinder mit internalisierender Problematik), bei denen eine Zeile freigelassen ist für ein individuelles Item. Weiter haben wir ein Beispiel hinzugefügt für ein Kind, bei dem bestimmte Persönlichkeitszüge auffällig waren, sowie einen »Blanko«-Vordruck.

Im stationären Rahmen benutzen wir diese Bögen bei einigen Kindern nicht nur innerhalb der Gruppe, sondern auch im Rahmen der Klinikschule sowie der Funktionstherapien.

AB 4

(3) Stempelblatt (AB 4)

Das Stempelblatt stellt ein Instrument zur Verstärkung erwünschten Verhaltens dar. Zu Beginn wird festgelegt, wie viele Stempel ein Kind sammeln muss, um dann eine (ebenfalls vorher definierte) Belohnung zu erhalten.

Das Stempelblatt kann auf verschiedene Art und Weise gehandhabt werden. In unseren Gruppen haben wir es so gemacht, dass die Kinder für jede erledigte Übungsaufgabe (Hausaufgabe) einen Stempel bekamen (alternativ: Klebepunkte, gemalte Symbole wie eine Sonne o. Ä.); außerdem wurde ein Stempel dann vergeben, wenn sie in einer Stunde besonders gut mitgemacht hatten (intermittierende Verstärkung). In Ausnahmefällen war es nötig, auch explizite Sanktionen einzuführen in der Form, dass bei nicht erledigten Übungsaufgaben ein zuvor bereits gegebener Stempel gestrichen wurde.

(4) Gruppenregeln (AB 5)

AB 5

In der Gruppe gelten klare Regeln, die der Gruppe helfen und von jedem Teilnehmer zu beachten sind. Jedes Kind erhält das entsprechende Arbeitsblatt (AB 5). Außerdem hat es sich bewährt, ein Plakat mit diesen Regeln im Gruppenraum aufzuhängen, auf das im konkreten Fall verwiesen wird. Natürlich können die Regeln je nach Rahmen oder Vorlieben angepasst und ergänzt werden (z. B. wenn Kinder in der Gruppe sind, die petzen oder andere belehren wollen).

Altersgruppe 11–13 Jahre. Bei den älteren Kindern geben wir die Regeln nicht mehr vor, sondern erarbeiten sie gemeinsam, das erhöht die Compliance deutlich (s. Abschn. 4.1 Stunde »Kennenlernen«).

Vor allem von Kindern mit expansiven Schwierigkeiten werden solche Regeln nur beachtet, wenn sie bei Missachtung entsprechende Sanktionen zur Folge haben. Bei der *stationären* Durchführung der Gruppe wird deshalb auf das Verstärker-System der Station oder der Abteilung zurückgegriffen.

Im *ambulanten* Bereich ist die Durchführung einer solchen Gruppe insofern schwieriger, als einem nicht die stationären Mittel des Kontingenzmanagements zur Verfügung stehen. Trotzdem sollte man sich sowohl positive als auch negative Verstärkermöglichkeiten überlegen, um insbesondere bei oppositionellem Verhalten nicht hilflos dazustehen. Wir handhaben das in unseren Gruppen folgendermaßen: jedes Kind bekommt drei Smileys (s. Abb. 3.3). Auf der Vorderseite ist ein lächelnder Smiley, auf der Rückseite ein trauriger Smiley (im Bild befestigt an der Mappe des Kindes mit einer Büroklammer). Bei Nichtbeachtung einer Regel kann jeweils ein Smiley umgedreht werden (dann ist der traurige Smiley zu sehen). »Verliert« ein Kind alle drei Smileys in einer Stunde, darf es am Ende nicht in die »Schatzkiste« greifen (eine Kiste mit kleinen Belohnungen); d. h., alle Kinder, die noch einen oder mehr lächelnde Smileys haben, dürfen am Ende jeder Stunde in die Schatzkiste greifen. Zu Beginn der nächsten Stunde hat jedes Kind wieder drei »lächelnde« Smileys.

Bei besonders störendem oder beleidigendem Verhalten kann ein Kind auch von der Gruppe für eine gewisse Zeit oder die jeweilige Stunde ausgeschlossen werden. Das Kind wird von der Ko-Therapeutin nach draußen begleitet, es wird unterstützt, sich zu regulieren, um eine weitere Teilnahme zu ermöglichen.

Es ist wichtig, bzgl. der Einhaltung der Regeln das richtige Maß zu finden. Bei manchen Kindern muss man die Grenzen frühzeitig deutlich klar machen, während man gleichzeitig aufpassen muss, Kinder mit internalisierenden Problemen nicht einzuschüchtern bzw. ihr oft sowieso schon überangepasstes Verhalten nicht noch (ungewollt) zu verstärken.

Abbildung 3.3 Smileys als Grundlage des Kontingenzmanagements

Bei gröberem Fehlverhalten (insbesondere anderen Kindern und den Therapeutinnen gegenüber) greift Regel (6), in der es um die

AB 6

Förderung von Einsicht, Empathie, Entschuldigung und Wiedergutmachung geht (angelehnt an Koglin et al., 2007). Diese Regel ist besonders wichtig bei dissozialen Kindern und sollte auch auf Station bzw. zuhause so gehandhabt werden (AB 6).

AB 7

(5) Teilnehmerurkunde (AB 7)

Am Ende der Teilnahme bekommt jedes Kind eine Teilnehmerurkunde verliehen als Würdigung seiner Bemühungen. Wir haben immer alle Kinder und die Therapeutinnen unterschreiben lassen. Man kann die Teilnehmerurkunde noch insofern erweitern, als man (z. B. in der Einzelsituation) mit dem Kind noch einmal anhand der Gruppen-Materialien reflektiert, was es gelernt hat, und dies auf der Rückseite gemeinsam aufschreibt.

AB 8

(6) Übersicht über die Übungsaufgaben für Zuhause (AB 8)

Wir haben die Erfahrung gemacht, dass sowohl die Kinder, aber auch die Eltern häufig Probleme damit haben zu behalten, was die Übungsaufgabe zur nächsten Stunde war. Um fehlende Hausaufgaben á la »Wir wussten nicht mehr, was auf war« zu vermeiden, heften (noch besser: kleben) wir in die Mappe jedes Kindes dieses Übersichtsblatt, auf dem sowohl die Übungsaufgaben der Kinder als auch die der Eltern genannt und erläutert sind. Kursiv und in Anführungszeichen steht immer der Name des jeweiligen Arbeitsblatts. Am besten notiert man sowohl auf dem Übersichtsblatt als auch auf den Arbeitsblättern für die Übungsaufgaben das Datum.

3.6 Auswahl der Teilnehmer im ambulanten Rahmen

Für den ambulanten Bereich sichert eine gute Auswahl der Teilnehmer eine hohe Adhärenz und gute Compliance. Dies verhindert Dropouts, Fehlzeiten und mangelnde Motivation und Mitarbeit, mit personellen und finanziellen Ressourcen wird also ökonomisch umgegangen.

Als hilfreich haben sich deshalb folgende Erfahrungen und Überlegungen erwiesen:

Festlegen von Auswahlkriterien

Zunächst muss man sich überlegen, welche Kriterien bei der Auswahl der Gruppenteilnehmer berücksichtigt werden sollen. Wichtig sind für uns beispielsweise folgende Faktoren für die Durchführung ambulanter Gruppen:

- Indikationen sind soziale, emotionale und kognitive Probleme in Folge oder als Bestandteil von ADHS, Störungen des Sozialverhaltens, depressiven Störungen, Angststörungen, Zwangsstörungen, Posttraumatischen Störungen
- Die Teilnehmer sollten unterschiedlich in der Ausprägung der Symptomatik sein, da sonst eine zielführende Gruppentherapie schwierig ist. Eine bewährte Faustregel ist: ein Drittel der Teilnehmer schwere, ein Drittel mittlere, ein Drittel leichtere Symptomausprägung ergeben eine »gute Mischung«
- Mindestens ein Drittel der Teilnehmer sollten Mädchen sein

- Ausgewogenes Verhältnis zwischen externalisierenden und internalisierenden Störungen
- Hohe Motivation und Engagement der Eltern
- Zum Ausschluss können führen:
  - sehr starke Ausprägung der o. g. Probleme (kindertherapeutischer Einzelbezug oder stationäre Unterbringung erforderlich)
  - mangelnde Gruppenfähigkeit
  - sehr hohe Komorbidität
  - fehlende oder unzureichende medikamentöse Behandlung bei ADHS
  - unveränderliche oder nur schwer zu verändernde Strukturmerkmale wie z. B. sehr problematische familiäre Situation oder schulische Überforderung
  - Überfrachtung des Kindes mit Therapien und Terminen

Das bedeutet, dass die Gruppentherapie keinesfalls ein Ersatz für eigentlich indizierte Maßnahmen ist, die beispielsweise durch die Eltern nicht unterstützt werden (z. B. Gruppentherapie statt Umschulung bei begabungsinadäquater Beschulung oder statt Stimulanzienbehandlung bei ausgeprägter ADHS). In diesem Fall würde das Kind wenig von der Therapie profitieren, und die adäquate Behandlung würde dem Kind unnötig lange vorenthalten. Die Eltern setzen Hoffnungen in die Gruppentherapie, die durch diese nicht zu erfüllen sind, und das Kind wird zwangsläufig erneut scheitern. Auch die Gruppenfähigkeit, die durch verschiedene Faktoren wie zum Beispiel eine extreme Symptomausprägung oder Intelligenzminderung beeinträchtigt sein kann, ist ein entscheidendes Merkmal, das bei der Auswahl unbedingt berücksichtigt werden sollte. Dadurch werden dem Kind ein Abbruch während der laufenden Therapie und ein damit einhergehendes (weiteres) Misserfolgserlebnis erspart.

Sichten der Unterlagen

Sofern die teilnehmenden Kinder noch nicht in Behandlung in der die Gruppe durchführenden Institution (z. B. Ambulanz) oder Therapeutin (z. B. niedergelassene Kinder- und Jugendlichenpsychotherapeutin) sind, ist es wichtig, die einzelnen Kinder und deren Eltern gut kennenzulernen. Dazu gehören: Anamneseerhebung, Sichtung der bereits vorhandenen Befunde, Exploration, diagnostische Phase einschließlich Testdiagnostik. Optimal ist natürlich eine vorangehende gründliche kinderpsychotherapeutische und/oder kinderpsychiatrische Abklärung inklusive neurologischem und psychologischem Befund.

Auswahl-Elterngespräch

Das Elterngespräch ist im *ambulanten* Setting der wichtigste Schritt in der Auswahl der Teilnehmer und sollte entsprechend sorgfältig durchgeführt werden. Ziele dieses etwa halbstündigen Gesprächs sind:

- Erhebung von Informationen
- Verdeutlichung des mit der Gruppentherapie verbundenen Aufwands für die Eltern und Kinder
- Abschätzung der Compliance und Therapiemotivation

AB 9

Auf Arbeitsblatt 9 findet sich ein Leitfaden für das Elterngespräch. Zu Beginn des Gesprächs wird den Eltern erklärt, was sie in diesem Gespräch erwartet und wie lange es dauern wird. Nach den Fragen an die Eltern folgen detaillierte Informationen über die Gruppentherapie. Nachdrücklich nachzufragen ist, ob die Eltern gewährleisten können, dass alle Termine wahrgenommen und die Hausaufgaben zuverlässig erledigt werden können (Organisierbarkeit, Motivation, Belastbarkeit des Kindes und der Eltern). Aus unserer Erfahrung zahlen sich Vorgespräche insbesondere bezüglich der Compliance deutlich aus.

Einige Fragen im Leitfaden sind redundant, wenn die durchführende Therapeutin bereits eine Anamnese-, Diagnose- und Indikationserhebung gemacht hat. Er eignet sich besonders dann, wenn bereits ausführliche Vorbefunde vorliegen oder die Gruppentherapie in größeren kinderpsychiatrischen Praxen/Ambulanzen von anderen Mitarbeitern als dem behandelnden Therapeuten durchgeführt wird.

4 FESKKO – Das Manual

4.1 Modul (1) Kennenlernen

Übersicht

Übersicht zur Therapiestunde Kennenlernen

(1) Einführung
- Begrüßung, kurze Vorstellung, Namensschildchen anstecken, Austeilen der Gruppenmappen

(2) Aktuelle Interventionen
- Erstes Kennenlernen (Körperumriss)
- Partner-Interview
  - *Altersgruppe 7–10 Jahre*: Kennenlern-Interview (Arbeitsblatt 10)
  - *Altersgruppe 11–13 Jahre*: Kennenlern-Interview – J (Arbeitsblatt 11)
- Gegenseitige Vorstellung
- Gruppenregeln
  - *Altersgruppe 7–10 Jahre*: Gruppenregeln (Arbeitsblatt 5)
  - *Altersgruppe 11–13 Jahre*: Gruppenregeln – J (Arbeitsblatt 12)
- Verstärker: 3 Smileys, Schatzkiste

(3) Selbsteinschätzung und Abschluss
- *Altersgruppe 7–10 Jahre*: »Selbsteinschätzungsbogen« (Arbeitsblatt 3)
- *Altersgruppe 11–13 Jahre*: Selbsteinschätzung auf »Rückmeldebogen-J« (Arbeitsblatt 2)
- Schatzkiste

(4) Elternarbeit

(5) Benötigte Materialien
- Namensschildchen
- Stifte
- Mappen
- Lose
- Tapetenpapier oder große Papierrolle (so groß, dass ein Kind darauf passt)
- Plakat mit Gruppenregeln (selber machen)
- Großes Tonpapier (mindestens DIN-A-2)
- Schatzkiste
- Arbeitsblätter 1 bis 3, 5, 10 bis 12

4.1.1 Einführung

Begrüßung
Die Kinder werden herzlich begrüßt und für ihre Bereitschaft zur Teilnahme gelobt. Die Begrüßung (und damit der Beginn der Stunde) sollte für alle Kinder deutlich zu erkennen sein und der Aufmerksamkeitsfokussierung dienen. Als Hilfsmittel können ein akustisches Signal oder eine Stilleminute dienen. Es wird erklärt, dass die Gruppe 60 Minuten dauert, die Therapeutinnen einige Sachen vorbereitet haben, die Spaß machen, und dass die Kinder gebeten werden, aufzuzeigen und zuzuhören.

Vorstellung, Namensschildchen, Mappen
Die Therapeutinnen stellen sich selbst und die Gruppenmitglieder kurz vor, jedes Kind und die Therapeutinnen bekommen ein Namensschildchen zum Anstecken. Die Namensschildchen werden von den Therapeutinnen vorbereitet (um Zeit zu sparen), sie werden auch in den nächsten Stunden angesteckt. Die Gruppenmappen werden ausgeteilt, jedes Kind darf seinen Namen auf seine Mappe schreiben.

4.1.2 Aktuelle Interventionen

Erläuterungen und Hinweise
Diese Stunde folgt noch nicht dem typischen Ablaufschema, das erst zu Beginn der zweiten Stunde eingeführt wird. In dieser ersten Stunde gibt es auch noch keine Übungsaufgabe.

Thema und Ziele der Stunde
Es geht zunächst um das Kennenlernen – der Kinder untereinander, von Kindern und Therapeutinnen, und der Gruppenstruktur. Wichtige Ziele für diese Stunde sind:

- Herstellen einer freundlichen, wertschätzenden und warmherzigen Atmosphäre
- Vermittlung von Spaß und Freude am gemeinsamen Tun und Motivierung zur weiteren Teilnahme
- Bekanntmachen von Struktur und Regeln
- Einübung einfacher Kommunikationsfertigkeiten und erstes Sprechen vor der Gruppe
- Sammeln erster diagnostischer Eindrücke über das Verhalten der Kinder in einer Gruppe

Durchführung. Jedes Kind zieht ein Los und sucht seinen Partner, der das gleiche Motiv auf seinem Los hat. Im Wechsel legt sich ein Partner auf ein entsprechend großes Papier. Mit Stift oder Wachsmalkreide umrandet das Kind den Körper des anderen Kindes. Name und Alter des anderen Kindes werden in die Mitte des Körperumrisses geschrieben.

Das Kennenlern-Interview
Das Kennenlern-Interview gibt es in zwei Varianten (einfach vs. anspruchsvoller), je nach Alter bzw. intellektueller Leistungsfähigkeit/Reife der teilnehmenden Kinder. Im

Zweifelsfall sollte eher die leichtere Variante gewählt werden, da die Kinder in der ersten Stunde auf keinen Fall überfordert werden sollen. Ab elf Jahren kann die etwas anspruchsvollere Variante genommen werden.

Altersgruppe 7–10 Jahre: Jedes Kind erhält Arbeitsblatt 10 »Kennenlern-Interview«. AB 10 Gemeinsam wird kurz zusammengetragen, was ein Interview ist. Die Kinder werden angeleitet, dass sich die Partner aus der ersten Übung gegenseitig interviewen und die Antworten auf das Arbeitsblatt schreiben. Bevor die Kinder loslegen, werden die Interviewfragen gemeinsam gelesen und ggf. erläutert. Die Kinder sollen beim Interview besonders darauf achten, dem anderen in die Augen zu schauen und nett zu sein (hier kann man in die Runde fragen: Woran erkennt man denn, dass jemand nett ist?). Während die Kinder sich gegenseitig interviewen, gehen die Therapeutinnen herum und unterstützen bei Bedarf.

Altersgruppe 11–13 Jahre: Jedes Kind erhält Arbeitsblatt 11 »Kennenlern-Interview – J«. AB 11 Gemeinsam wird kurz zusammengetragen, was ein Interview ist. Die Kinder werden angeleitet, dass sich die Partner aus der ersten Übung gegenseitig interviewen und die Antworten auf das Arbeitsblatt schreiben. Die Kinder sollen beim Interview besonders auf drei Dinge achten: Dem anderen in die Augen schauen, nett sein und in ganzen Sätzen fragen (für Letzteres wird ein Beispiel gegeben: nicht einfach »Alter?« sagen, sondern fragen: »Wie alt bist du?«). Während die Kinder sich gegenseitig interviewen, gehen die Therapeutinnen herum und unterstützen bei Bedarf.

Einführung der Arbeitsblätter. Wir möchten anhand des Kennenlern-Interviews kurz verdeutlichen, wie die Arbeitsblätter in die Gruppe eingeführt werden. Zentral ist, dass die Kinder wirklich verstehen, was sie zu tun haben, und wir ihnen damit »Erfolgserlebnisse« ermöglichen. Wichtig ist zu berücksichtigen, dass meist die Mehrzahl der Teilnehmer mit Aufmerksamkeitsproblemen zu kämpfen hat.

Beispiel

Dialog Therapeutin – Kinder beim Einführen eines Arbeitsblattes (Altersgruppe 7–10 Jahre)

Th:	[*zu den Kindern*] So, ich habe hier ein neues Blatt für euch. Jana, lies doch mal bitte die Überschrift vor.
Jana:	»Kennenlern-Interview« steht da.
Th:	Genau, danke Jana. Weiß denn jemand von euch, was ein Interview ist?
Noah:	Das kommt im Fernseh. Ich schau am liebsten Star Wars.
Th:	Ganz genau, Noah, Interviews gibt es im Fernsehen. Und was genau machen die da?
Jaqueline:	Da fragt einer Fragen an einen anderen und der sagt dann was und dann wieder fragt der.
Th:	Super erklärt, Jaqueline! Einer fragt und der andere antwortet. Und genau das wollen wir auch heute machen. Die Fragen stehen schon auf eurem Blatt. Mert, lies mal bitte die erste Frage vor.
Mert:	»Wie heißt du?« Ich heiße Mert.
Th:	[*lacht*] Siehst du, hast du dir gleich selbst die Antwort gegeben. Ihr geht jetzt zu zweit zusammen, und dann fragt ihr euch gegenseitig die Fragen. Der, der fragt, schreibt die

▶

Antworten auf das Blatt. Und uns sind zwei Sachen ganz wichtig: dass ihr dabei nett seid und euch in die Augen schaut. Alena, kannst du bitte noch mal erklären, was ihr machen sollt?

Alena: Wir fragen den anderen und schreiben das auf das Blatt.

Finn: Und man muss sich angucken und man muss nett sein und schauen!

Th: Genau, supi aufgepasst ihr zwei! Was heißt denn eigentlich nett sein? [*Kein Kind antwortet.*]

Th: [*zieht ein finsteres Gesicht*] Schau ich jetzt gerade nett? [*Kinder schütteln den Kopf.*] Nee, das ist nicht nett, nicht wahr? Wie muss man denn gucken, wenn man nett sein will?

Mert: Am besten wär' du lächelst.

Th: [*lacht*] Ja genau! Super Idee! Also: bitte beim Interview dem anderen in die Augen schauen und lächeln und nett sein, okay? [*Alle nicken.*] Wir üben das noch schnell: alle mal bitte mir richtig in die Augen schauen. [*Alle Kinder schauen.*] Ah, supi, ich sehe – kein Problem für euch! Dann mal an die Arbeit.

Vorstellen des Interview-Partners in der ganzen Gruppe. Jeder stellt seinen Interview-Partner in der Gruppe vor anhand des Interviewbogens, damit sich alle untereinander besser kennenlernen. Die Kinder werden bei dieser Vorstellung aktiv von den Therapeutinnen unterstützt. Bei Kindern mit starken sozialphobischen Ängsten muss abgewogen werden, ob das Sprechen vor der Gruppe zu diesem frühen Zeitpunkt im therapeutischen Prozess schon möglich ist.

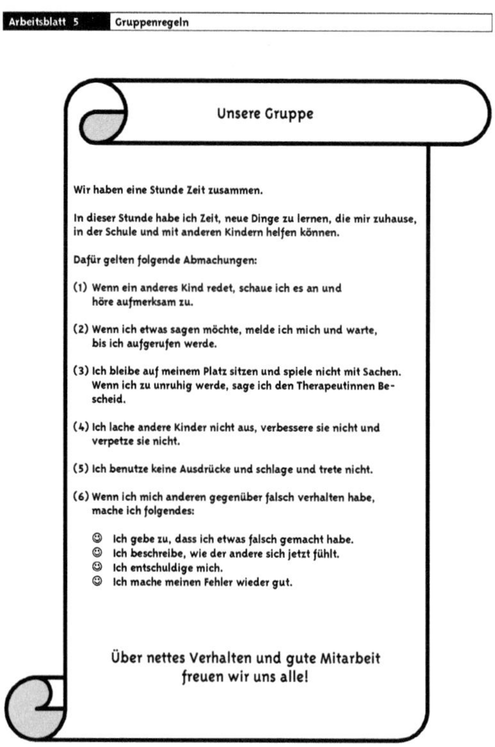

Arbeitsblatt 5 | Gruppenregeln

Unsere Gruppe

Wir haben eine Stunde Zeit zusammen.

In dieser Stunde habe ich Zeit, neue Dinge zu lernen, die mir zuhause, in der Schule und mit anderen Kindern helfen können.

Dafür gelten folgende Abmachungen:

(1) Wenn ein anderes Kind redet, schaue ich es an und höre aufmerksam zu.

(2) Wenn ich etwas sagen möchte, melde ich mich und warte, bis ich aufgerufen werde.

(3) Ich bleibe auf meinem Platz sitzen und spiele nicht mit Sachen. Wenn ich zu unruhig werde, sage ich den Therapeutinnen Bescheid.

(4) Ich lache andere Kinder nicht aus, verbessere sie nicht und verpetze sie nicht.

(5) Ich benutze keine Ausdrücke und schlage und trete nicht.

(6) Wenn ich mich anderen gegenüber falsch verhalten habe, mache ich folgendes:

☺ Ich gebe zu, dass ich etwas falsch gemacht habe.
☺ Ich beschreibe, wie der andere sich jetzt fühlt.
☺ Ich entschuldige mich.
☺ Ich mache meinen Fehler wieder gut.

Über nettes Verhalten und gute Mitarbeit freuen wir uns alle!

Beim gegenseitigen Vorstellen in der Gruppe halten wir die Kinder dazu an, gut zuzuhören. Als »hilfreichen Trick« sagen wir ihnen, dass man besser zuhören kann, wenn man den, der gerade spricht, anschaut. Vielen ADHS-Kindern hilft dies bei der Fokussierung.

Gruppenregeln entwickeln

Altersgruppe 7–10 Jahre: Die Gruppenregeln werden vorgegeben. Das Plakat mit den Regeln wird gemeinsam gelesen und anhand von kleinen Beispielen besprochen, bis alle Kinder die Regeln verstanden haben. Dann bekommt jedes Kind Arbeitsblatt 5 »Gruppenregeln«, schreibt seinen Namen darunter und heftet das Blatt in seiner Mappe ab. AB 5

Altersgruppe 11–13 Jahre: Die Gruppenregeln werden gemeinsam entwickelt. Dafür füllt jedes Kind Arbeitsblatt 12 »Gruppenregeln – J« aus. Jeder Teilnehmer stellt dann seine Antworten in der Gruppe vor. Die Antworten werden auf einem Plakat gesammelt (1. Spalte) und daraus die Gruppenregeln abgeleitet (2. Spalte). Das Plakat wird im Gruppenraum aufgehängt. Alle Teilnehmer unterschreiben darauf. AB 12

Kinder/Jugendliche in diesem Alter haben in der Regel schon negative Erfahrungen mit Gruppen gemacht und können gut aus eigener Erfahrung reflektieren, wie die Gruppe nicht laufen soll bzw. in welcher Atmosphäre sie sich wohlfühlen würden (s. folgendes Beispiel). Daraus lassen sich sehr gut Gruppenregeln ableiten. Durch die Ableitung der Gruppenregeln aus eigenen Erfahrungen erhalten sie eine hohe Verbindlichkeit. Außerdem entsteht häufig ein erster Austausch über negative Gruppenerfahrungen (z. B. Mobbing).

Beispiel

Gemeinsam entwickelte Gruppenregeln

In einer ambulanten FESKKO-Gruppe von 11- bis 13-jährigen Jungen und Mädchen (IGS- und Gymnasialschüler; Diagnosen: ADHS/ADS, Störung des Sozialverhaltens, soziale Ängste, Zwangsstörung, mangelnde soziale Fertigkeiten) wurden folgende Gruppenregeln gemeinsam entwickelt:

Wir wollen nicht …	**In dieser Gruppe wollen wir …**
… Beleidigungen	… uns untereinander vertragen
… Ärgern	… nett sein zueinander
… Langeweile	… uns gegenseitig helfen
… Mobbing (ausschließen, fies lachen)	… uns gegenseitig akzeptieren
… Besserwissen	… höflich sagen, wenn einen etwas stört
… anderen nicht zuhören	… uns alle beteiligen
… Angeberei	… viel Spaß haben

Unterschriften: Justin, Felix, Tobias, Lilli, Maren, Svenja

Verstärker. In der Mappe jedes Kindes sind schon die drei Smileys befestigt (s. Abschn. 3.4). Den Kindern wird nun erklärt, wozu die Smileys dienen; außerdem bekommen sie die Schatzkiste (mit den kleinen Belohnungen) gezeigt.

4.1.3 Selbsteinschätzung und Abschluss

Selbsteinschätzung

AB 3

Die Therapeutinnen erklären den Selbsteinschätzungsbogen (AB 3) anhand eines Beispiels. Jedes Kind schätzt sich dann selbst ein auf seinem Bogen, wenn nötig mit Unterstützung der Therapeutinnen.

Schatzkiste und Abschluss

AB 1 + 2

Die Kinder, die mindestens noch einen Smiley haben, dürfen in die Schatzkiste greifen (Belohnung). Die Therapeutinnen füllen die Rückmeldebögen (AB 1 oder 2) aus, die zu Beginn der nächsten Stunde ausgeteilt und gelesen werden.

4.1.4 Elternarbeit

Thema und Ziele der Elternarbeit in dieser Stunde

Die Eltern lernen sich kennen und werden über die zeitliche und inhaltliche Struktur der wöchentlichen Elternarbeit informiert. Es wird ausdrücklich darauf hingewiesen, dass aus Zeitgründen nicht der »Einzelfall« im Mittelpunkt stehen kann.

Vorstellungsrunde

AB 10 + 11

Falls es vor dieser ersten Stunde noch keinen Elternabend gab (die Eltern sich also nicht kennen), machen wir eine Vorstellungsrunde von Eltern und Kindern gemeinsam anhand der »Kennenlern-Interview«-Arbeitsblätter der Kinder (AB 10 oder 11). Beispiel: »Das ist der Jonas und ich bin die Mama vom Jonas, die Frau Maier«.

Gemeinsame Zusammenfassung und Erläuterung der Kinderstunde

Die Kinder berichten den Eltern mit Unterstützung der Therapeutinnen, was sie in der Stunde gemacht haben (dazu ein Beispiel in Kapitel 5.1.4).

Erläuterungen und Hinweise

Zeitliche und inhaltliche Struktur wurden bereits in Abschnitt 3.4.8 erläutert. In Tabelle 4.1 ist die Visualisierung für die Eltern zur Erläuterung der Struktur der Elternarbeit zu sehen (auf einem Plakat, das im Therapieraum für die Dauer der Gruppenpsychotherapie aufgehängt bleibt).

Abschluss

Eltern und Kindern wird am Ende für ihre Teilnahme und ihren Einsatz gedankt. Die Therapeutinnen verabschieden sich damit, dass sie sich auf die nächste Stunde freuen, und achten darauf, dass niemand der Teilnehmer seine Arbeitsmappe vergisst.

Tabelle 4.1 Visualisierung der Elternarbeit

	Inhalt	Zeit
1	Informationen über den Inhalt der Kinderstunde und die Hausaufgabe der Kinder	etwa 5–10 Minuten
2	Austausch über die Hausaufgabe der Eltern	etwa 5–10 Minuten
3	Erläuterung des Hintergrunds, Besprechen der Hausaufgabe für die kommende Woche	etwa 10 Minuten
4	Zeit zum Besprechen aufgetretener Probleme/Fragen/Austausch	max. 5 Minuten

4.2 Modul (2) Selbstwert: Eigene Fähigkeiten

Übersicht

Übersicht zur Therapiestunde Eigene Fähigkeiten

(1) Einführung
- Begrüßung, ggf. Aufnahme neuer Teilnehmer, Zuständigkeit Ablaufplakat
- Rückmeldebogen
- Übungsaufgabe besprechen

(2) Aktuelle Interventionen und Übungsaufgabe
- Selbstwert/Ressourcen: »Ich kann gut« (Arbeitsblatt 13)
  - *Altersgruppe 7–10 Jahre:* »Äpfel« (Arbeitsblatt 14)
  - *Altersgruppe 11–13 Jahre:* »Sterne« (Arbeitsblatt 14)
- Neue Übungsaufgabe: »Heute habe ich geschafft« (Arbeitsblatt 15)

(3) Selbsteinschätzung und Abschluss
- Selbsteinschätzungsbogen
- Schatzkiste
- Spiel

(4) Elternarbeit
- Zusammenfassung der Kinderstunde
- Erläuterungen und neue Eltern-Hausaufgabe: »Was ist mir heute positiv an meinem Kind aufgefallen?« (AB 17 und 18) und »Elterninformation zu Lob und Zuwendung« (Arbeitsblatt 16)

(5) Benötigte Materialien
- Stifte, Tesafilm, Scheren, Plakat
- Rotes, grünes und braunes DIN-A-2-Tonpapier zum Basteln eines Baumes oder blaues DIN-A-2-Tonpapier zum Basteln eines Himmels (basteln die Therapeutinnen vor der Stunde)
- Arbeitsblätter 1, 3, 4, 5, 13 bis 18

4.2.1 Einführung

Begrüßung

Die Kinder werden begrüßt. Die Begrüßung (und damit der Beginn der Stunde) sollte für alle Kinder deutlich zu erkennen sein und der Aufmerksamkeitsfokussierung dienen. Als Hilfsmittel können ein akustisches Signal oder eine Stilleminute eingesetzt werden. Falls ein neues Kind dabei ist, werden die (alle oder die wichtigsten) Regeln gemeinsam durchgegangen; das neue Kind bekommt eine Mappe, einen Rückmeldebogen, das Blatt mit den Regeln (AB 5) und das Stempelblatt (AB 4). Ein Kind ist zuständig, den Zeiger auf dem Plakat »Ablauf« auf den jeweiligen Programmpunkt zu schieben.

AB 4 + 5

Rückmeldebogen

Jedes Kind liest die Einträge der letzten Stunde auf seinem Rückmeldebogen (AB 1) vor. Die anderen Kinder werden zum Zuhören angeleitet. Die Kinder werden ermutigt, auf das, was sie noch besser machen können, in der folgenden Therapiestunde zu achten. Im Laufe der Stunde können die Therapeutinnen durch einfache Gesten oder einen kurzen verbalen Hinweis immer wieder auf das Ziel Bezug nehmen, um die Kinder an ihre Aufgabe zu erinnern.

AB 1

Übungsaufgabe besprechen

Jedes Kind stellt seine Übungsaufgabe kurz in der Gruppe vor. Jeder, der die Übungsaufgabe erledigt hat, erhält einen Stempel auf das Stempelblatt. Besonders positive Aspekte werden lobend hervorgehoben.

4.2.2 Aktuelle Interventionen und Übungsaufgabe

Thema und Ziele der Stunde

In dieser Stunde geht es um die Förderung des Selbstwertgefühls, die Entwicklung eines positiveren Selbstbildes und die Entdeckung, Bewusstmachung und Würdigung von Ressourcen. Hintergrund der Übung ist, dass Kinder mit einer psychischen Störung durch die vielfältigen Misserfolgserfahrungen und negativen Rückmeldungen häufig über ein Selbstbild verfügen, das in großen Teilen (unrealistisch) negativ geprägt ist. Daraus resultiert eine geringe Motivation und vermindertes Zutrauen bei der Bewältigung neuer Aufgaben und Herausforderungen, was der gesunden Entwicklung des Kindes hinderlich ist.

Durchführung. Arbeitsblatt 13 »Ich kann gut« wird gemeinsam gelesen und einzeln ausgefüllt, wenn erforderlich mit Hilfe der Therapeutinnen. Danach wird Arbeitsblatt 14 bearbeitet.

Altersgruppe 7–10 Jahre: Jedes Kind schneidet mehrere Äpfel aus und schreibt ein bis zwei positive Sachen von seinem Blatt darauf (AB 14 »Äpfel«).

Altersgruppe 11–13 Jahre: Hier wird genauso vorgegangen, aber mit Sternen (AB 14 »Sterne«) und einem blauen Himmel als Aufklebefläche.

In der Gruppe liest jedes Kind den Inhalt seiner Äpfel/Sterne vor, gibt sie

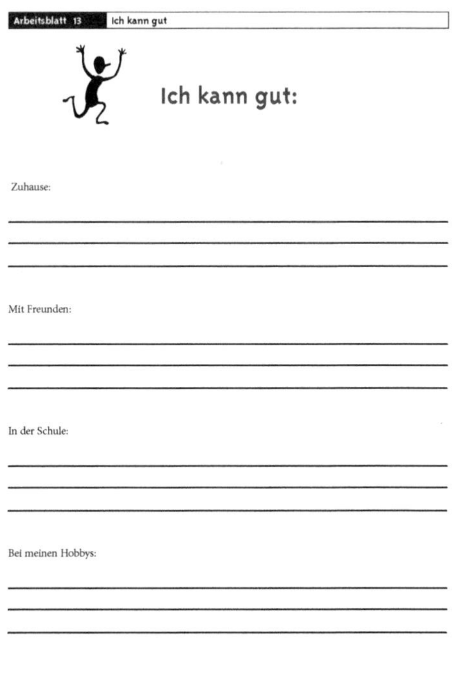
Arbeitsblatt 13 | Ich kann gut

Ich kann gut:

Zuhause:

Mit Freunden:

In der Schule:

Bei meinen Hobbys:

© Maur • Schwenck: FESKKO. Beltz, 2013

AB 13

AB 14

den Therapeutinnen, die sie auf den Baum/Himmel kleben – oder die Kinder kleben sie selbst auf. Wenn der Baum/Himmel fertig ist, wird er gemeinsam im Therapieraum aufgehängt.

AB 15

Neue Übungsaufgabe. Arbeitsblatt 15 »Heute habe ich geschafft« soll (ggf. mit Unterstützung der Eltern/Betreuer) ausgefüllt werden. Mit den Kindern werden einige Beispiele für das Arbeitsblatt erarbeitet (z. B. »Hausaufgaben ohne Streit geschafft«, »schön mit meinem Bruder gespielt«, »allein im Geschäft was gekauft«).

Erläuterungen und Hinweise

Unsicheren oder depressiven Kindern fällt bisweilen nichts oder nur wenig ein, was sie gut können. Hier sollte die Therapeutin eine aktiv-unterstützende Haltung beim Ausfüllen des Arbeitsblattes einnehmen und Ressourcen des Kindes explizit kennen (z. B. aus der Anamnese-Erhebung oder durch gezieltes Nachfragen bei den Eltern).

Beispiel

Der schüchternen Theresa fällt nichts ein, was sie gut kann, sie wird zusehends angespannter. Der Therapeutin fällt auf, dass sie noch nichts auf ihr Arbeitsblatt »Ich kann gut« geschrieben hat. Die Therapeutin problematisiert nicht die fehlenden Antworten (ungut sind zu diesem Zeitpunkt beispielsweise Fragen wie »Warum fällt dir das jetzt so schwer?« oder Bemerkungen wie »Na irgendwas wirst du doch wohl können ...«). Sie gibt aktiv und aufmunternd Hilfestellungen durch Fragen wie »Ich habe gehört, dass du eine gute Schwimmerin bist?« oder »Deine Mama hat mir erzählt, dass du zuhause so hilfsbereit bist?«.

Genauso kann es sein, dass Kinder mit einer Sozialverhaltensstörung oder ADHS ein zwar positives, aber wenig differenziertes Selbstbild zum Ausdruck bringen (»Ich kann alles gut«). Hier sollten die Therapeutinnen die Kinder dazu ermuntern, konkretere Beispiele zu finden.

Bei dieser Übung geht es im Übrigen noch nicht um eine *realistische* Selbsteinschätzung. Die Antworten sollen auch nicht nach ihrer »Qualität« bewertet werden (z. B. bei »Ich kann gut ... fernsehen«), weder durch die Therapeutinnen noch durch die Kinder untereinander.

Bei Gruppen mit jüngeren Kindern (7/8 Jahre) werden die »Äpfel« schon vorher ausgeschnitten, weil die Kinder selbst zu lange dafür brauchen bzw. Kinder mit feinmotorischen Schwierigkeiten sofort gestresst reagieren.

Die Gestaltung des »Baumes« (oder »Sternenhimmels«) dient der Wertschätzung und besonderen Hervorhebung der Ressourcen (und wird von den Kindern auch so empfunden). Das Gefühl des Stolzes wird noch verstärkt, wenn man den »Baum«/»Sternenhimmel« im Therapieraum aufhängt und später den Eltern zeigt.

4.2.3 Selbsteinschätzung und Abschluss

Selbsteinschätzung
Jedes Kind schätzt sich selbst auf seinem Selbsteinschätzungsbogen (AB 3) ein und erhält eine entsprechende Fremdeinschätzung von den Therapeutinnen.

AB 3

Schatzkiste und Abschluss
Die Kinder, die mindestens noch einen Smiley haben, dürfen in die Schatzkiste greifen (Belohnung). Gemeinsam wird entschieden, ob eine Geschichte vorgelesen, eine Entspannungsübung oder Spiel gemacht wird. Währenddessen füllt eine der Therapeutinnen die Rückmeldebögen (AB 1 oder 2) aus, die sich die Kinder anschließend abholen dürfen oder zu Beginn der nächsten Stunde ausgeteilt werden.

AB 1 + 2

4.2.4 Elternarbeit

Gemeinsame Zusammenfassung und Erläuterung der Kinderstunde
Die Kinder berichten den Eltern mit Unterstützung der Therapeutinnen, was sie in der Stunde gemacht haben. Die Therapeutinnen erläutern den Hintergrund. Die Übungsaufgabe der Kinder wird erklärt und ggf. um aktive Unterstützung durch die Eltern gebeten.

Besprechung der Eltern-Hausaufgabe
Die Eltern berichten von den Inhalten und Erfahrungen der letzten Eltern-Hausaufgabe und tauschen sich, angeleitet durch die Therapeutinnen, aus. Positive Aspekte werden von den Therapeutinnen hervorgehoben und verstärkt.

Thema und Ziele der Elternarbeit in dieser Stunde
In der Elternarbeit geht es darum, die Wahrnehmung positiven Verhaltens des Kindes durch seine Eltern explizit zu fördern, um dadurch das Kind zu stärken und die Eltern-Kind-Beziehung zu verbessern.
Wichtigkeit von Lob. Zunächst wird erläutert, dass Kinder mit Verhaltensproblemen häufig zu wenig gelobt werden, worunter ihre Motivation, ihr Selbstwert und auch die Eltern-Kind-Beziehung leiden (ggf. Visualisierung des Teufelskreises). Die Eltern (bzw. Betreuer) sollen deshalb täglich als Hausaufgabe notieren, was ihnen positiv an ihrem Kind aufgefallen ist (AB 17/18 »Was ist mir heute positiv an meinem Kind aufgefallen?«).

AB 17 + 18

Richtig Loben. Dann werden gemeinsam Beispiele für richtiges Loben und verschiedene Arten von Zuwendung erarbeitet. Dazu werden die vertiefenden Elterninformationen auf Arbeitsblatt 16 »Elterninformation zu Lob und Zuwendung« ausgeteilt.

AB 16

Erläuterungen und Hinweise
Wie bereits in Abschnitt 3.3 erwähnt, ist die Zusammenfassung der Stunde für die Eltern eine ausgezeichnete Gelegenheit, um verschiedene therapeutische Ziele zu fördern (positive Affekte, soziale Kompetenzen etc.). Wir möchten dies beispielhaft

an dieser Stunde darstellen (Transkript eines Videos links, Kommentare/Erläuterungen rechts):

Beispiel

Interaktion Therapeutin – Kinder		Erläuterungen
Th:	[*zu den Eltern*] Ihre Kinder haben heute wieder sehr engagiert mitgemacht und waren richtig toll fleißig! Das hat großen Spaß gemacht. [1]	[1] Die Zusammenfassung beginnt immer mit einem Lob für die Kinder, auch dann, wenn die Stunde durchwachsen war oder sich einzelne Kinder schwierig verhalten haben.
	Besonders hat mich gefreut, dass Lukas heute sehr lieb anderen Kindern geholfen hat. Und die Jenni hat man heute ganz klasse verstehen können, weil sie so schön laut gesprochen hat. [2] So, dann wollen wir mal verraten, was wir heute gemacht haben. Wer mag denn mal den Eltern berichten, mit welchem Blatt wir heute angefangen haben?	[2] Wenn die Gruppe schon einige Male stattgefunden hat, kann man auch einzelne Verhaltensweisen eines oder mehrerer Kinder herausheben. Dies muss so geschehen, dass die anderen sich nicht gleichzeitig abgewertet fühlen. Es motiviert die Kinder sich anzustrengen, damit sie auch vor allen gelobt werden.
Max:	Wir haben das grüne Blatt gemacht. [3]	[3] Jede Antwort wird begrüßt, es findet keine negative Bewertung statt.
Th:	Genau. Dann holt doch mal das Blatt aus eurer Mappe raus, dann können eure Mamas da mal drauf schauen. [4]	[4] Die Kinder sind stolz, wenn die Eltern sich anschauen, was sie gemacht haben. Außerdem verstehen die Eltern die Inhalte besser, wenn sie die zugehörigen Arbeitsblätter sehen. Kritik am Inhalt von Seiten eines Elternteils wird von den Therapeuten unterbunden.
	Max, kannst du mal erklären, was ihr da aufschreiben solltet? [5]	[5] Die Fragen an die Kinder werden so gestellt, dass die Chance groß ist, dass das Kind richtig antworten kann.
Max:	Wodrinne wir gut sind.	[6] Jedes Kind wird für seine Anstrengungen gelobt.
Th:	Prima, richtig, Max. [6]	
	Luzie, kannst du mal die Bereiche sagen, also zuhause … [7]	[7] Alle Kinder werden aktiv mit einbezogen, nicht nur die, die aufzeigen. Dies gilt besonders für schüchterne oder sozial ängstliche Kinder, die dabei trainieren, vor Gruppen zu sprechen, während die impulsiven Kinder lernen, sich zurückzuhalten und abzuwarten.
Luzie:	… ja zuhause und in der Schule und äh …	
Th:	Klasse. Die Nadine hilft dir mal weiter.	
Nadine:	In der Schule und mit den Hobbys und mit den Freunden.	
Th:	Wunderbar, so war's. Also da haben die Kinder alle scharf nachgedacht und hingeschrieben, was sie gut können ihrer Meinung nach. Es geht da jetzt erst mal nicht um die perfekte Selbsteinschätzung, nicht, dass Sie sich wundern [*alle lachen*].	[8] »Kritik« oder Einwände der Eltern werden in diesem Fall vorweg genommen und damit entkräftet bzw. es wird auf spätere vertiefende Erklärungen verwiesen.

Interaktion Therapeutin – Kinder		Erläuterungen
	Ich sag da gleich noch mal was zu, wenn die Kinder draußen spielen. [8]	
	Und was hat das jetzt alles mit dem tollen Baum zu tun, der hier an der Wand zu sehen ist?	
Justin:	Da haben wir die Äpfel drauf geklebt. Und auf den Äpfeln steht, was wir gut können.	
Th:	Prima erklärt, Justin. [*zu den Eltern*] Den schönen Baum haben die Kids gebastelt, sieht doch toll aus, nicht wahr? [*alle nicken*] [9]	[9] Es ist wichtig, eine wirklich deutlich positive Reaktion der Eltern zu erzeugen, die für die Kinder wahrnehmbar ist.
	Und jetzt darf jedes Kind sich einen Apfel aussuchen, den es vorliest, und die Eltern hören bitte gut zu. [10]	[10] Jedes Kind liest vor allen Kindern und Erwachsenen eine Sache vor, die es gut kann – gut für das Selbstwertgefühl, macht Kind und Elternteil stolz und fördert das angemessene Sprechen vor Gruppen.

Hausaufgaben. Bei der Erläuterung der Hausaufgabe der Eltern kann man mit der kurzen, aber wirksamen Frage beginnen: »Wann sind Sie zuletzt gelobt worden?« oder auch: »Haben Sie das Gefühl, dass Sie genug gelobt werden?« Lassen Sie die Eltern kurz die mit einem echten Lob verbundenen *Gefühle* beschreiben.

Weiter sollte man erklären, dass im Erziehungsalltag mit »schwierigen« Kindern der Blick für positive Dinge häufig verlorengeht und die Kinder entsprechend selten gelobt werden (hilfreiche Leitfrage: »Was glauben Sie, wieviel Prozent im Umgang mit Ihrem Kind im Alltag entfällt auf Meckern und wieviel auf Loben?«). Das demotiviert die Kinder und belastet die Beziehung zwischen Eltern und Kind, was wiederum die Verhaltensprobleme des Kindes verstärkt – dieser Zusammenhang sollte gemeinsam herausgearbeitet werden. Zudem geht es den Eltern in der Regel auch nicht gut damit. Hilfreich ist die Visualisierung dieses Teufelskreises auf dem Flipchart (oder Plakat, s. Abb. 4.1).

Rollenspiel. Weiter wird gemeinsam erarbeitet, *wie* man lobt und auf welche Arten man Anerkennung zeigen kann (vertiefend zum Nachlesen und Reflektieren dazu das Arbeitsblatt 16 »Elterninformation zu Lob und Zuwendung«). Man kann nicht voraussetzen, dass allen Eltern bewusst ist, wie man wirklich lobt. Nicht selten trifft man auch (insbesondere bei den Vätern) auf wenig

AB 16

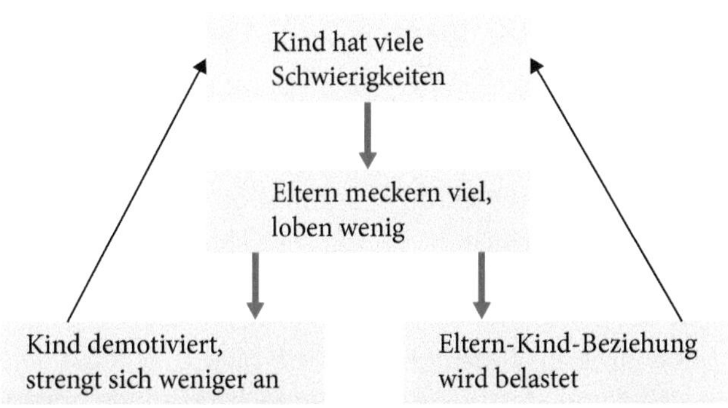

Abbildung 4.1 Teufelskreis

hilfreiche Einstellungen wie »Nicht geschimpft ist schon gelobt«. Wir beginnen zur Verdeutlichung immer mit einem kurzen Rollenspiel:

Th:	[*Einführung/Situation*] Wir stellen uns mal kurz vor, Sie [*einen Elternteil ansprechen*] haben in Ihrem Beruf gerade eine wichtige Arbeit abgeschlossen, für die Sie sich sehr angestrengt haben. Ich spiele jetzt mal Ihren Chef und gebe Ihnen eine positive Rückmeldung zu dieser Arbeit, okay?
Th als Chef:	[*Chef vermeidet Augenkontakt, wirkt fahrig, checkt zwischendurch sein Handy*] Also Frau Müller, hier, diese Arbeit, ja also, das haben Sie ja ganz nett gemacht, also ich meine, Sie haben jetzt nicht das Pulver neu erfunden, aber okay, ja war okay.
Th:	Vielen Dank, dass Sie die Rolle übernommen haben. Hatten Sie das Gefühl, das war wirklich ein Lob? Warum nicht? Wie haben die anderen von außen das wahrgenommen?

Das Ziel ist, gemeinsam mit allen Eltern zu erarbeiten, warum die Rückmeldung des »Chefs« nicht als Lob empfunden wurde (mangelnde Aufmerksamkeit, fehlende Zuwendung, Wortwahl, abwertende Körperhaltung etc.). Deutlich werden sollte, dass die Nutzung von Worten wie »nett« und »okay« nicht ausreicht, sondern persönliche Zuwendung, nonverbaler Ausdruck und angemessene Wortwahl kongruent sein müssen, um wirklich als Lob empfunden zu werden.

Tipps. Folgende hilfreiche Tipps zum »richtigen Loben« werden dann besprochen:

- unmittelbar nach dem positiven Verhalten loben
- das Lob mit einer kurzen Beschreibung des positiven Verhaltens verbinden
- echte Begeisterung zeigen
- Lob nicht mit einer Abwertung zu verbinden
- durch Blickkontakt und/oder Berührung sicherstellen, dass das Lob auch ankommt
- Loben kann auch nonverbal erfolgen

Weitere Arten der Anerkennung und Zuwendung (aus Oehler et al., 2001). Z. B. in den Arm nehmen, streicheln, kuscheln, über den Kopf fahren, Kosenamen, freundliche Fragen, gemaltes Bild aufhängen, helfen lassen, »Du schaffst das schon« sagen, vor anderen Positives vom Kind erzählen, Radtour, Ausflug, Interesse zeigen, sich Gebasteltes zeigen lassen, Zeit nehmen, gemeinsam basteln/malen, zusammen Lieder hören, Lieblingsgericht kochen, Kind darf mal bestimmen, gemeinsam CD hören usw.

AB 17 + 18

Bei der Hausaufgabe »Was ist mir heute positiv an meinem Kind aufgefallen« (AB 17/18) ist es wichtig, den Eltern einige Beispiele für positives Verhalten zu geben, da es um die Würdigung vermeintlich »alltäglicher Kleinigkeiten« gehen soll, die man schnell übersieht. Beispiele: Kind hat von selbst etwas aufgeräumt, hat besser als sonst seine Hausaufgaben erledigt, war hilfsbereit, ist einer Anforderung ohne Meckern/Diskussionen nachgekommen, hat sich etwas getraut, was ihm sonst schwerfällt, war lieb zu einem Geschwisterkind, hat schön gespielt u. Ä.

Abschluss

Eltern und Kindern wird am Ende für ihre Teilnahme und ihren Einsatz gedankt. Die Therapeutinnen verabschieden sich damit, dass sie sich auf die nächste Stunde freuen, und achten darauf, dass niemand der Teilnehmer seine Arbeitsmappe vergisst.

4.3 Modul (2) Selbstwert: Positive Rückmeldungen von anderen

Übersicht

Übersicht zur Therapiestunde Positive Rückmeldungen von anderen

(1) Einführung
- Begrüßung, ggf. Aufnahme neuer Teilnehmer, Zuständigkeit Ablaufplakat
- Rückmeldebogen
- Übungsaufgabe besprechen

(2) Aktuelle Interventionen und Übungsaufgabe
- Lernen, anderen eine positive Rückmeldung zu geben: »Ich mag an dir« (Arbeitsblatt 19)
- Zaubertrick
- Neue Übungsaufgabe: »Eltern-Interview«/»Betreuer-Interview« (Arbeitsblatt 20 oder 21)

(3) Selbsteinschätzung und Abschluss
- Selbsteinschätzungsbogen
- Schatzkiste
- Spiel

(4) Elternarbeit
- Zusammenfassung der Kinderstunde
- Besprechung der Eltern-Hausaufgabe
- Erläuterungen und neue Eltern-Hausaufgabe: Unterstützung des Kindes beim »Interview«

(5) Benötigte Materialien
- Stifte
- Handspiegel
- Koffer oder Schachtel

Arbeitsblätter 1, 3, 4, 5, 19–21

4.3.1 Einführung

Begrüßung

Die Kinder werden begrüßt. Die Begrüßung (und damit der Beginn der Stunde) sollte für alle Kinder deutlich zu erkennen sein und der Aufmerksamkeitsfokussierung dienen. Als Hilfsmittel können ein akustisches Signal oder eine Stilleminute eingesetzt werden. Falls ein neues Kind dabei ist, werden die (alle oder die wichtigsten) Regeln gemeinsam durchgegangen; das neue Kind bekommt eine Mappe, einen Rückmeldebogen, das Arbeitsblatt mit den Regeln (AB 5) und das Stempelblatt (AB 4). Ein Kind ist zuständig, den Zeiger auf dem Plakat »Ablauf« auf den jeweiligen Programmpunkt zu schieben.

AB 4 + 5

Rückmeldebogen

AB 1

Jedes Kind liest die Einträge der letzten Stunde auf seinem Rückmeldebogen (AB 1) vor. Die anderen Kinder werden zum Zuhören angeleitet. Die Kinder werden ermutigt, auf das, was sie noch besser machen können, in der folgenden Therapiestunde zu achten. Im Laufe der Stunde können die Therapeuten durch einfache Gesten oder einen kurzen verbalen Hinweis immer wieder auf das Ziel Bezug nehmen, um die Kinder an ihre Aufgabe zu erinnern.

Übungsaufgabe besprechen

Jedes Kind stellt seine Übungsaufgabe kurz in der Gruppe vor. Jeder, der die Übungsaufgabe erledigt hat, erhält einen Stempel auf das Stempelblatt. Besonders positive Aspekte werden lobend hervorgehoben.

4.3.2 Aktuelle Interventionen und Übungsaufgabe

Thema und Ziele der Stunde

In dieser Stunde geht es um die Förderung des Selbstwertgefühls, die Entwicklung eines positiveren Selbstbildes und die Entdeckung und Würdigung von Ressourcen.

AB 19

Lernen, anderen eine positive Rückmeldung zu geben. Die Kinder geben sich gegenseitig positive Rückmeldungen. Dazu fängt man mit einem Kind an; für dieses Kind füllt jedes der anderen Kinder Arbeitsblatt 19 »Ich mag an dir« aus. Wenn alle fertig sind mit Schreiben, liest jedes Kind sein Blatt vor und achtet dabei darauf, sein Gegenüber beim Namen zu nennen, ihm in die Augen zu schauen und ihm dann das Blatt mit einem Lächeln zu überreichen. Das Kind, das die Rückmeldung bekommt, bedankt sich bei den anderen. Nacheinander bekommt dann jedes Kind die Rückmeldungen der anderen Kinder.

Zaubertrick. Zuletzt wird ein »großartiger Zaubertrick« angekündigt (nach Krowatschek et al., 2001). In eine Schachtel oder einen Koffer wird ein Spiegel gelegt (ohne dass die Kinder das mitbekommen). Den Kindern wird nun gesagt, dass sie in diesem Zauberkoffer eine besonders wichtige und einmalige Persönlichkeit sehen würden, jemanden, der sehr viel könne und sehr liebenswert sei. Jeder dürfe einer nach dem anderen hineinschauen, aber den anderen auf keinen Fall verraten, wer im Zauberkoffer zu sehen ist.

AB 20 + 21

Neue Übungsaufgabe. Das »Eltern-Interview« bzw. »Betreuer-Interview« (AB 20 oder 21) wird gemeinsam gelesen und erläutert. Da viele Kinder nicht gerne schreiben, können die Eltern/Betreuer ihnen beim Ausfüllen natürlich helfen.

Erläuterungen und Hinweise

Formal gibt es bei dieser Stunde zwei Besonderheiten:

(1) Die komplette Durchführung kann mehrere Stunden in Anspruch nehmen. Diese Zeit sollte man sich auch nehmen (sofern möglich), weil sich im Verlauf häufig sehr emotionale und für die Kinder bedeutsame Momente und Interaktionen ergeben. Wenn nur eine Stunde zur Verfügung steht, haben wir es so

gehandhabt, dass jedes Kind nur eine Rückmeldung von seinem Blatt vorliest (und nicht das ganze Blatt).

(2) Die Stunde ist erst dann durchführbar, wenn die Kinder sich schon besser kennen. Im stationären Bereich ist das ohnehin der Fall; *bei der ambulanten Arbeit führen wir diese Stunde erst am Ende der Gruppentherapie durch.* Dies führt auch zu einem besonders schönen Abschluss der Gruppenintervention, wenn sie als geschlossene Gruppe durchgeführt wird. Es sollte dann genug Zeit zur Verabschiedung eingeplant werden.

In manchen Gruppen kamen die Kinder von sich aus auf die Idee, auch den Therapeutinnen Rückmeldungen zu geben, was wir gerne akzeptiert und worüber wir uns sehr gefreut haben.

Schwierige Therapiesituationen

Was tun, wenn ein Kind die Äußerungen anderer Kinder abwertet oder veralbert?
Damit sich die oben erwähnten »emotionalen Momente« ergeben, ist es wichtig, dass während der Durchführung negative (z. B. veralbernde) Rückmeldungen deutlich unterbunden werden. Insbesondere von dissozialen und wenig empathischen Kindern werden abwertende Bemerkungen gemacht, die dazu führen können, dass die anderen Kinder verunsichert werden und sich nicht mehr öffnen. Hier zur Illustrierung ein Beispieldialog (mit erläuterndem Kommentar) aus einer Gruppe mit jüngeren Kindern (8–10 Jahre):

Interaktion Therapeutin – Kinder		**Erläuterungen**
Th:	So, Julius, jetzt bist du dran, der Vivienne zu sagen, was du an ihr magst.	
Julius:	Vivienne, ich mag an dir, dass du so schöne lange Haare hast. [1]	[1] Insbesondere bei jüngeren Kindern kommt es häufig vor, dass sie bei anderen äußere Merkmale loben, und dies gänzlich unbedarft tun.
Jerome:	Ah, der Julius ist verliebt in die Vivienne! [2] [*Verdreht die Augen, küsst veralbernd in die Luft, lacht hämisch und abwertend. Julius ist sichtlich verlegen und hilflos.*]	[2] Diese kindliche Unbedarftheit wird leider von manchen anderen Kindern ausgenutzt.
Th:	[*zu Jerome*] Jerome, du verlierst für dein Verhalten einen Smiley. Das ist verletzend und albern den anderen gegenüber, das werde ich hier nicht dulden. Ist das klar? [3]	[3] Es ist wichtig, *sofort* mit einer Konsequenz zu reagieren, in diesem Fall: Smiley-Verlust und Benennung des Fehlverhaltens in relativ scharfem Tonfall mit dem klaren nonverbalen Signal, dass keine Diskussion darüber geduldet wird. Nicht in lange Erklärungen verfallen, die Botschaft wird hier vor allem durch Sanktion, Tonfall und Körperhaltung vermittelt. Keine Antwort abwarten (Ausnahme: ehrlich gemeinte Entschuldigung), keine Diskus-

Interaktion Therapeutin – Kinder		Erläuterungen
		sionen beginnen, um weitere Aufmerksamkeitszuwendung zu vermeiden. Dieses Vorgehen gilt vor allem für den Umgang mit dissozial-unempathischen Kindern, nicht bei naiv-impulsiven Kindern. Bei letzteren reicht in der Regel eine kurze, nette Ermahnung.
Th:	[*zu Julius*] Julius, das hast du sehr nett gesagt, die Vivienne hat sich auch gefreut, schau! [4] Lies ihr mal das nächste vor, was du aufgeschrieben hast, bitte.	[4] Wichtig ist, schnell das positive Verhalten des anderen Kindes zu verstärken durch explizites Lob und Aufmerksamkeitszuwendung. Für das »unterlegene« Kind (und die beobachtenden Kinder) ist das Gefühl zentral, dass die Therapeutin auf ihrer Seite steht und sie in solch sensiblen Momenten der emotionalen Offenheit aktiv schützt und unterstützt.

Bei der Durchführung des Trainings im stationären Setting haben wir es auch schon erlebt, dass zwei Kinder, die sich außerhalb der Gruppentherapie zerstritten hatten, geweigert haben, sich gegenseitig ein Lob auszusprechen. Auch hier sollte mit klaren Konsequenzen auf der einen Seite und Aufmerksamkeitsentzug auf der anderen Seite reagiert werden. Ist abzusehen, dass sich die Situation während der Gruppenstunde nicht (oder nur durch massive Aufmerksamkeitszuwendung) auflösen lässt, sollte die Besprechung dieser Situation mit den beiden Beteiligten außerhalb der Gruppentherapie stattfinden. Es bietet sich in diesem Fall an, das Lob zur Hausaufgabe zu machen, die unter Begleitung der Therapeuten durchgeführt werden kann.

4.3.3 Selbsteinschätzung und Abschluss

Selbsteinschätzung

AB 3

Jedes Kind schätzt sich selbst ein auf seinem Selbsteinschätzungsbogen (AB 3) und erhält eine entsprechende Fremdeinschätzung von den Therapeutinnen.

Schatzkiste und Abschluss

Die Kinder, die mindestens noch einen Smiley haben, dürfen in die Schatzkiste greifen (Belohnung). Gemeinsam wird entschieden, ob eine Geschichte vorgelesen, eine Entspannungsübung oder Spiel gemacht wird. Währenddessen füllt eine der Therapeutinnen die Rückmeldebögen (AB 1) aus, die sich die Kinder anschließend abholen dürfen oder zu Beginn der nächsten Stunde ausgeteilt werden.

AB 1

4.3.4 Elternarbeit

Gemeinsame Zusammenfassung und Erläuterung der Kinderstunde
Die Kinder berichten den Eltern mit Unterstützung der Therapeutinnen, was sie in der Stunde gemacht haben. Die Therapeutinnen erläutern den Hintergrund. Die Übungsaufgabe der Kinder wird erklärt und ggf. um aktive Unterstützung durch die Eltern gebeten.

Besprechung der Eltern-Hausaufgabe
Die Eltern berichten von den Inhalten und Erfahrungen der letzten Eltern-Hausaufgabe und tauschen sich, angeleitet durch die Therapeutinnen, aus. Positive Aspekte werden von den Therapeutinnen hervorgehoben und verstärkt.

Thema und Ziele der Elternarbeit in dieser Stunde
In der Elternarbeit geht es um die Förderung von Selbstwert und Ressourcen, indem dem Kind explizit und detailliert gesagt wird, was man an ihm mag. Durch die gemeinsame Bearbeitung des »Interviews« soll die Bindung gestärkt und der positive Austausch zwischen Eltern und Kind gefördert werden. Dies ist eine gemeinsame Übungsaufgabe für Eltern und Kinder (AB 20). Die Eltern antworten den Kindern beim »Interview« ausführlich und liebevoll, was sie an ihrem Kind mögen, und übernehmen bei Bedarf das Aufschreiben der Antworten. Letzteres heißt aber nicht, dass die Eltern das Arbeitsblatt einfach ohne die Kinder ausfüllen – der Austausch, das Ins-Gespräch-Kommen ist hier wichtig. Optional können zusätzlich die Großeltern interviewt werden (falls Großeltern nicht vor Ort sind, können die »Interviews« mit ihnen natürlich auch per Telefon durchgeführt werden). Kinder in Jugendhilfeeinrichtungen oder in stationärer Behandlung können ihre Betreuer interviewen (AB 21).

AB 20 + 21

Erläuterungen und Hinweise
Es ist wichtig, mit den Eltern zu besprechen, wie das Interview ablaufen sollte, damit es gut funktioniert, und einige Beispiele geben:

- Es sollte ein Zeitpunkt gewählt werden, an dem man genug Zeit und Ruhe hat und alle Beteiligten gut gelaunt und entspannt sind.
- Die Antworten der Eltern sollen ausnahmslos positiv sein, unabhängig davon zum Beispiel, wie der Tag gelaufen ist oder ob das Kind gerade eine »schwierige Phase« hat.
- Auch Bemerkungen wie: »Du kannst sehr nett sein, wäre nur schön, wenn du das mal öfter zeigst« gehören nicht hierher.
- Die Erfahrung zeigt, dass aufgrund der stark negativ geprägten Interaktion leider nicht allen Eltern spontan etwas Positives zu ihrem Kind einfällt. Den Eltern kann deshalb geraten werden, sich auf das Interview vorzubereiten, indem sie sich vorab bereits Antwortmöglichkeiten überlegen. Erleichtert wird dies, wenn die Eltern bestimmte Kategorien (z. B. Aussehen, in der Schule, Sozialverhalten etc.) durchgehen.

- Besonders gut ist es natürlich, wenn die Eltern oder Betreuer Eigenschaften bei den Kindern loben, die einem funktionalen Verhalten entsprechen (Beispiel: »Ich finde toll, dass du manchmal richtig frech bist« bei einem sozialphobischen Kind oder »Ich finde toll, dass du dich am Donnerstag so schön friedlich mit deiner kleinen Schwester beschäftigt hast« bei einem Kind mit Störung des Sozialverhaltens). Nach Möglichkeit sollte dagegen vermieden werden, dysfunktionales Verhalten zu verstärken (»Ich finde toll, dass du so schön still und brav bist« bei einem Kind mit Sozialer Phobie).
- Von jedem Elternteil sollten mindestens fünf positive Eigenschaften gefunden werden.

Fallbeispiel

Fallbeispiel 1. Die zehnjährige Luzia leidet unter Schüchternheit und sozialen Ängsten. Ihre Mutter antwortet im »Interview«: »Meine Mutter mag an mir: Dass man so schön mit mir kuscheln kann. Dass ich so lustigen Quatsch machen kann. Dass ich eine gute Handballerin bin. Dass ich so schöne Sommersprossen habe. Dass ich hilfsbereit bin. Dass ich manchmal so lieb zu meiner kleinen Schwester bin. Dass ich jetzt schon viel öfter in der Schule aufzeige. Dass ich in der Gruppe so gut mitmache, obwohl ich erst nicht wollte.« Luzia freute sich am meisten über die Rückmeldung, dass sie »lustigen Quatsch« machen könne.

Fallbeispiel 2. Der neunjährige Denis hat eine ADHS und zeigt häufig oppositionelles Verhalten. Die Eltern sind geschieden, und sein Vater hat wenig Verständnis für seine Verhaltensbesonderheiten; er »glaubt« nicht an die Diagnose ADHS und meint, es sei alles eine Frage des Willens. Denis hat deshalb ständig das Gefühl, es seinem Vater nicht recht machen zu können und »nicht gut genug« zu sein. Erfreulicherweise willigt sein Vater, der der Therapiegruppe zunächst sehr skeptisch gegenübersteht, ein, sich interviewen zu lassen. Er gibt Denis folgende Rückmeldungen: »Mein Vater mag an mir: Ich wäre sportlich und schlau und kann schnell rennen und man kann gut mit mir Pizza machen und ich kann lustige Gesichter ziehen, über die der Papa dann lacht, und er freut sich, wenn wir zusammen Fußball gucken und dass ich auch Schalke-Fan bin. Er sieht auch, dass ich mich anstrenge mit meinem Verhalten und das freut ihn. Er will mir jetzt mal mehr helfen und nicht mehr so viel nur meckern deshalb.« Denis war außerordentlich stolz auf die Rückmeldungen seines Vaters. Aus dem »Interview« entstand ein wichtiges Gespräch zwischen Vater und Sohn, das zu einer deutlichen Verbesserung der Beziehung der beiden führte. Den Therapeutinnen gegenüber äußerte der Vater, die Gruppe sei ja »anscheinend wenigstens handfest«, wie man an den Arbeitsblättern merke.

Für Kinder in stationären Einrichtungen können natürlich sowohl Betreuer als auch die Eltern interviewt werden. Es ist aber wichtig abzuschätzen, ob die leiblichen Eltern in der Lage sind, das Interview wie im Abschnitt zuvor beschrieben zu gestalten. Wenn dies nicht der Fall ist, sollte evtl. besser davon abgesehen werden oder diese Übung in die Einzeltherapie/Bezugspersonenstunde verlegt werden.

Erfahrungsgemäß »saugen« die Kinder die Rückmeldungen ihrer Eltern im »Interview« geradezu auf und sind in der nächsten Stunde auch außerordentlich stolz, wenn sie diese Übungsaufgabe in der Gruppe vorstellen. Die meisten Eltern sind überrascht davon, wie viel ihren Kindern diese Rückmeldungen bedeuten.

Abschluss

Eltern und Kindern wird am Ende für ihre Teilnahme und ihren Einsatz gedankt. Die Therapeutinnen verabschieden sich damit, dass sie sich auf die nächste Stunde freuen, und achten darauf, dass niemand der Teilnehmer seine Arbeitsmappe vergisst.

4.4 Modul (2) Selbstwert: Genuss und Achtsamkeit

Übersicht

Übersicht zur Therapiestunde Genuss und Achtsamkeit

(1) Einführung
- Begrüßung, ggf. Aufnahme neuer Teilnehmer, Zuständigkeit Ablaufplakat
- Rückmeldebogen
- Übungsaufgabe besprechen

(2) Aktuelle Interventionen und Übungsaufgabe
- Genuss- und Achtsamkeitsübungen
- Neue Übungsaufgabe: »Was mir gut tut« (Arbeitsblatt 22)

(3) Selbsteinschätzung und Abschluss
- Selbsteinschätzungsbogen
- Schatzkiste
- Spiel

(4) Elternarbeit
- Zusammenfassung der Kinderstunde
- Besprechung der Eltern-Hausaufgabe
- Erläuterungen und neue Eltern-Hausaufgabe: »Gemeinsame positive Aktivitäten« (Arbeitsblatt 23), »Elterninformation zu Stress« (Arbeitsblatt 24)

(5) Benötigte Materialien
- Je nach Genussübung
- Arbeitsblätter 1, 3 bis 5; 22 bis 24

4.4.1 Einführung

Begrüßung

Die Kinder werden begrüßt. Die Begrüßung (und damit der Beginn der Stunde) sollte für alle Kinder deutlich zu erkennen sein und der Aufmerksamkeitsfokussierung dienen. Als Hilfsmittel können ein akustisches Signal oder eine Stilleminute eingesetzt werden. Falls ein neues Kind dabei ist, werden die (alle oder die wichtigsten) Regeln gemeinsam durchgegangen; das neue Kind bekommt eine Mappe, einen Rückmeldebogen, das Blatt mit den Regeln (AB 5) und das Stempelblatt (AB 4). Ein Kind ist zuständig, den Zeiger auf dem Plakat »Ablauf« auf den jeweiligen Programmpunkt zu schieben.

AB 4 + 5

Rückmeldebogen

AB 1

Jedes Kind liest die Einträge der letzten Stunde auf seinem Rückmeldebogen (AB 1) vor. Die anderen Kinder werden zum Zuhören angeleitet. Die Kinder werden ermutigt, auf das, was sie noch besser machen können, in der folgenden Therapiestunde zu achten. Im Laufe der Stunde können die Therapeutinnen durch einfache Gesten oder einen kurzen verbalen Hinweis immer wieder auf das Ziel Bezug nehmen, um die Kinder an ihre Aufgabe zu erinnern.

Übungsaufgabe besprechen

Jedes Kind stellt seine Übungsaufgabe kurz in der Gruppe vor. Jeder, der die Übungsaufgabe erledigt hat, erhält einen Stempel auf das Stempelblatt. Besonders positive Aspekte werden lobend hervorgehoben.

4.4.2 Aktuelle Interventionen und Übungsaufgabe

Thema und Ziele der Stunde

In dieser Stunde geht es um die Förderung der achtsamen Wahrnehmung verschiedener Sinneseindrücke, die Verbesserung von Fokussierung, Zentrierung und achtsamer Entspannung sowie um das Entdecken und Fördern von euthymen Ressourcen.

Genuss- und Achtsamkeitsübungen. Es werden gemeinsam verschiedene Übungen gemacht, in denen mit allen Sinnen achtsam wahrgenommen wird. Als erste Hinführung zur Achtsamkeit und Zentrierung beginnen wir immer mit der folgenden kleinen Atem- und Wahrnehmungsübung:

»Setzt euch so hin, dass euer Rücken gerade ist, Ihr aber trotzdem noch bequem sitzt. Jetzt achtet mal auf eure Schultern: zieht sie erst hoch bis zu euren Ohren [*vormachen*] und jetzt lasst ihr sie ganz tief runterfallen [*vormachen*]. Jetzt macht eure Augen zu. Konzentriert euch mal darauf, wie ihr atmet. Atmet mal tief ein und dann merkt ihr, wie die Luft in euren Bauch strömt und euer Bauch sich hebt. Und beim Ausatmen senkt sich der Bauch wieder. Achtet mal nur darauf, wie euer Bauch sich hebt und wie er sich wieder senkt. [*Pause*] Wenn ihr abgelenkt seid, einfach nicht daran stören und cool bleiben, und noch mal auf euren Bauch achten. [*Pause*] So, und jetzt achtet ihr mal drauf, was ihr gerade hier *hört*. Ob hier drin oder draußen irgendwelche Geräusche zu hören sind, vielleicht auch ganz kleine, wie das Ticken der Uhr. [*Pause*] Und jetzt konzentriert ihr euch noch mal drauf, wie euer Bauch sich mit dem Atmen hebt und senkt. [*Pause*] Jetzt atmet ihr einmal lang aus und dann macht ihr die Augen wieder auf.«

Beispiele für weitere Übungen:

- verschiedene Gerüche und Geschmäcker wahrnehmen/ausprobieren/raten
- rausgehen und auf verschiedene Geräusche hören
- Gegenstände, Pflanzen oder Gesichter ertasten
- zusammen im Wald spazieren, ohne zu sprechen
- verschiedene Arten von Musik hören und/oder zusammen singen
- Imaginationsübungen ausprobieren
- Tai-Chi- oder Yoga-Übungen

Danach wird sich offen über die Achtsamkeitsübung ausgetauscht: Wem hat was am besten gefallen? Wer konnte was besonders »genießen«?

AB 22

Neue Übungsaufgabe. Arbeitsblatt 22 »Was mir gut tut« wird gemeinsam gelesen und besprochen. Die Kinder, die nicht gerne malen, können auch Fotos von sich dafür benutzen. Wenn den Kindern nicht viel einfällt, bitten sie ihre Eltern um Ergänzungen.

Erläuterungen und Hinweise

Wir überlassen es den Neigungen der jeweiligen Therapeutinnen, welche Arten von Genuss- und Achtsamkeitsübungen sie durchführen; natürlich kann man auch die teilnehmenden Kinder aktiv in die konkrete Planung der Stunde einbeziehen (oder in die Planung einer weiteren Stunde zum selben Thema zwecks Vertiefung). Wenn viele hyperaktive Kinder in der Gruppe sind, sind klassische Entspannungsübungen eher kontraindiziert; für diese Kinder eignen sich eher Techniken wie Tai-Chi, die aktiv Bewegungen integrieren. Die Übungen sollten auch nicht zu lange dauern, da sonst Ablenkbarkeit und motorische Unruhe schnell zunehmen und oft in störendes Verhalten münden.

Eine Liste mit hilfreicher Literatur für Therapeutinnen und interessierte Eltern zu diesem Thema finden Sie in den Online-Materialien.

Schwierige Therapiesituationen

Was tun, wenn ein Kind die Übungen immer wieder stört?

In der Regel weiß man vorher, welches Kind wahrscheinlich Probleme mit dieser Art von Übungen haben wird und stören könnte (z. B. durch extreme motorische Unruhe, dauerndes Reden oder durch abwertende Kommentare). Wenn man zu zweit die Gruppe leitet, ist es sehr hilfreich, wenn eine der beiden Therapeutinnen sich speziell auf dieses Kind einstellt und es besonders eng betreut. Ist das Kind ausreichend kooperativ, kann man ihm auch die Anleitung für eine der Übungen übertragen, und es damit positiv in die Verantwortung nehmen. Man sollte auch überlegen, mit dem Kind vorher einen speziellen Verhaltensplan für diese Stunde zu besprechen (mit genau definiertem erwünschtem und unerwünschtem Verhalten und entsprechenden Verstärkern).

Beispiel für einen solchen Verhaltensplan (für den 9-jährigen Marcel mit hyperkinetischer Störung des Sozialverhaltens):

Verhaltensplan für Marcel

Für die nächste Gruppenstunde strenge ich mich an …

(1) … Frau X ein Zeichen zu geben, wenn mir eine Übung nicht gefällt. Ich mache keine blöden Bemerkungen und lasse die anderen in der Gruppe in Ruhe weitermachen.

(2) … Frau X Bescheid zu sagen, wenn ich zu unruhig und hibbelig werde.

Frau X schreibt auf, wie oft ich es schaffe, mich an die beiden Regeln zu halten. Je besser ich es schaffe, desto größer ist nach der Stunde meine Belohnung. Am meisten wünsche ich mir als Belohnung: ein großes Eis mit H. zusammen essen.

▶

Wenn ich aber zum dritten Mal gegen die Regeln verstoße, muss ich die Gruppe für diese Stunde verlassen.
Unterschrift: Marcel, Frau X, Frau Y

4.4.3 Selbsteinschätzung und Abschluss

Selbsteinschätzung
Jedes Kind schätzt sich selbst ein auf seinem Selbsteinschätzungsbogen (AB 3) und erhält eine entsprechende Fremdeinschätzung von den Therapeutinnen.

AB 3

Schatzkiste und Abschluss
Die Kinder, die mindestens noch einen Smiley haben, dürfen in die Schatzkiste greifen (Belohnung). Gemeinsam wird entschieden, ob eine Geschichte vorgelesen, eine Entspannungsübung oder Spiel gemacht wird. Währenddessen füllt eine der Therapeutinnen die Rückmeldebögen (AB 1) aus, die sich die Kinder anschließend abholen dürfen oder zu Beginn der nächsten Stunde ausgeteilt werden.

AB 1

4.4.4 Elternarbeit

Gemeinsame Zusammenfassung und Erläuterung der Kinderstunde
Die Kinder berichten den Eltern mit Unterstützung der Therapeutinnen, was sie in der Stunde gemacht haben. Die Therapeutinnen erläutern den Hintergrund. Die Übungsaufgabe der Kinder wird erklärt und ggf. um aktive Unterstützung durch die Eltern gebeten.

Besprechung der Eltern-Hausaufgabe
Die Eltern berichten von den Inhalten und Erfahrungen der letzten Eltern-Hausaufgabe und tauschen sich, angeleitet durch die Therapeutinnen, aus. Positive Aspekte werden von den Therapeutinnen hervorgehoben und verstärkt.

Thema und Ziele der Elternarbeit in dieser Stunde
Die Zusammenhänge zwischen Stress, Verhalten und Familienatmosphäre sollen deutlich werden. Die Eltern erhalten Informationen zu Stressmanagement und Achtsamkeit. Durch gemeinsame positive Aktivitäten wird die Beziehung zwischen Eltern und Kind verbessert, das Kind erhält positive Aufmerksamkeit und Wertschätzung.

Erläuterungen und Hinweise
Um den Eltern aktiv zu verdeutlichen, was Genuss- und Achtsamkeitsübungen sind, führt man am besten eine kleine Achtsamkeitsübung mit ihnen durch:
Kurze Achtsamkeitsübung. Mit den Eltern wird die gleiche Atem- und Wahrnehmungsübung durchgeführt wie mit den Kindern, nur als Erwachsenenversion: »Setzen Sie sich so hin, dass Ihre Wirbelsäule aufrecht ist. Lassen Sie Ihre Schultern nach unten

sinken und entspannen. Schließen Sie die Augen, wenn Sie mögen. Konzentrieren Sie sich auf Ihren Atem. Atmen Sie tief ein. Spüren Sie, wie die Luft beim Einatmen in Sie hineinströmt und Ihr Bauch sich hebt und beim Ausatmen wieder senkt. Konzentrieren Sie sich nur auf das Heben und Senken Ihres Bauches. [*Pause*] Wenn Gedanken auftauchen, nehmen Sie sie einfach wahr und bewerten Sie sie nicht. Lassen Sie die Gedanken einfach weiterziehen. [*Pause*] Jetzt nehmen Sie einfach wahr, was Sie hören. Strengen Sie sich nicht an, nehmen Sie einfach die Geräusche um Sie herum wahr. [*Pause*] Richten Sie Ihre Aufmerksamkeit noch einmal auf Ihren Atem. Atmen Sie bewusst einmal aus und öffnen Sie Ihre Augen.« Danach erfolgt ein kurzer Austausch über die Übung.

Die Eltern empfinden die Übung häufig als außerordentlich wohltuend, manche Gruppen bitten darum, diese Übung jedes Mal zu Beginn der FESKKO-Elternzeit durchzuführen. Natürlich kann es auch sein, dass einzelne Eltern in der Gruppe schlecht entspannen können. Die Therapeutinnen sollten vorab betonen, dass es nicht schlimm ist, wenn einem die Entspannung nicht gleich gelingt, um diesen Eltern den Druck zu nehmen.

Zusammenhang Stress und Befinden. Mit den Eltern wird dann erarbeitet, wie Stress, psychisches Befinden und familiäre Atmosphäre zusammenhängen. Unterstützend kann folgende Visualisierung am Flipchart hilfreich sein:

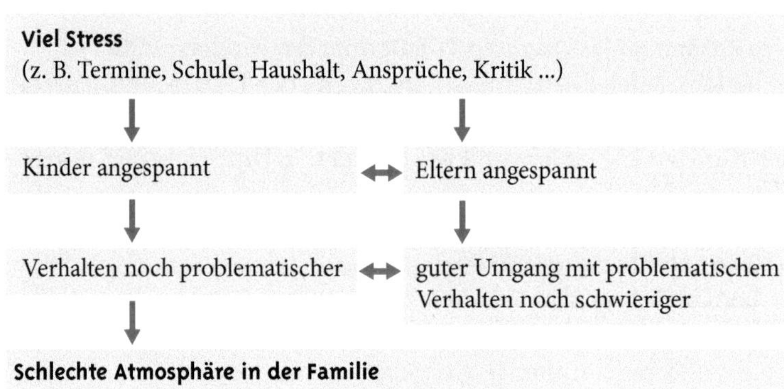

Abbildung 4.2 Einfluss von Stress auf die familiäre Situation

Den Eltern wird erläutert, dass es wichtig ist, ein Gegengewicht zum Stress des täglichen Lebens zu schaffen. Dieses Gegengewicht sind aktiv herbeigeführte und bewusst erlebte positive Situationen. Als Illustration dient das Bild der Waage (s. AB 23). Die Aufgabe der Eltern ist es, positive Aktivitäten zu notieren, die sie gemeinsam mit ihren Kindern durchführen können (vgl. auch die »Spaß- und Spiel-Zeit« aus dem THOP von Döpfner et al. [2013]; die Informationen zur »Spaß und Spiel-Zeit« kann man zusammen mit dem AB 24 »Elterninformation zu Stress« austeilen). Diese positiven Aktivitäten beziehen sich nicht nur auf größere Ausflüge o. Ä., sondern sollen auch alltäglich durchführbare, wenig zeitintensive gemeinsame Beschäftigungen umfassen. Aktivitäten durchzuführen, bedeutet gerade nicht »Aktio-

AB 23 + 24

nismus«, sondern bewusst, achtsam und entschleunigt Zeit zusammen zu verbringen und sich auf das Hier und Jetzt zu konzentrieren.

Neue Hausaufgabe. Zum Ausfüllen des Arbeitsblatts 23 »Gemeinsame positive Aktivitäten« können auch die Eintragungen von der »Elterninformation zu Lob und Zuwendung« (AB 16) genutzt werden. Eine einfache, aber wirksame Methode ist natürlich des Weiteren, sein Kind einfach zu fragen, was es gerne öfter mit einem gemeinsam machen würde.

Abschluss

Eltern und Kindern wird am Ende für ihre Teilnahme und ihren Einsatz gedankt. Die Therapeutinnen verabschieden sich damit, dass sie sich auf die nächste Stunde freuen, und achten darauf, dass niemand der Teilnehmer seine Arbeitsmappe vergisst.

4.5 Modul (3) Emotionen: Glücklich und traurig

Übersicht

Übersicht zur Therapiestunde Glücklich und traurig

(1) Einführung
- Begrüßung, ggf. Aufnahme neuer Teilnehmer, Zuständigkeit Ablaufplakat
- Rückmeldebogen
- Übungsaufgabe besprechen

(2) Aktuelle Interventionen und Übungsaufgabe
- Emotion Glücklich: Rollenspiel »So war ich glücklich« (Arbeitsblatt 25)
- Emotion Traurig: Rollenspiel »So war ich traurig …« (Arbeitsblatt 26)
- Erweiterung Emotions-Enkodierung: Fotos herstellen
- Neue Übungsaufgabe: »Wenn ich traurig bin« (Arbeitsblatt 27)

(3) Selbsteinschätzung und Abschluss
- Selbsteinschätzungsbogen
- Schatzkiste
- Spiel

(4) Elternarbeit
- Zusammenfassung der Kinderstunde
- Besprechung der Eltern-Hausaufgabe
- Erläuterungen und neue Eltern-Hausaufgabe: »Ich war traurig« (Arbeitsblatt 28

(5) Benötigte Materialien
- Stifte
- AB 1, 3 bis 5, 25 bis 29
- Ggf. Digitalkamera

4.5.1 Einführung

Begrüßung

Die Kinder werden begrüßt. Die Begrüßung (und damit der Beginn der Stunde) sollte für alle Kinder deutlich zu erkennen sein und der Aufmerksamkeitsfokussierung dienen. Als Hilfsmittel können ein akustisches Signal oder eine Stilleminute eingesetzt werden. Falls ein neues Kind dabei ist, werden die (alle oder die wichtigsten) Regeln gemeinsam durchgegangen; das neue Kind bekommt eine Mappe, einen Rückmeldebogen, das Blatt mit den Regeln (AB 5) und das Stempelblatt (AB 4). Ein Kind ist zuständig, den Zeiger auf dem Plakat »Ablauf« auf den jeweiligen Programmpunkt zu schieben.

AB 4 + 5

Rückmeldebogen

Jedes Kind liest die Einträge der letzten Stunde auf seinem Rückmeldebogen (AB 1) vor. Die anderen Kinder werden zum Zuhören angeleitet. Die Kinder werden ermutigt, auf das, was sie noch besser machen können, in der folgenden Therapiestunde zu achten. Im Laufe der Stunde können die Therapeutinnen durch einfache Gesten oder einen kurzen verbalen Hinweis immer wieder auf das Ziel Bezug nehmen, um die Kinder an ihre Aufgabe zu erinnern. AB 1

Übungsaufgabe besprechen
Jedes Kind stellt seine Übungsaufgabe kurz in der Gruppe vor. Jeder, der die Übungsaufgabe erledigt hat, erhält einen Stempel auf das Stempelblatt. Besonders positive Aspekte werden lobend hervorgehoben.

4.5.2 Aktuelle Interventionen und Übungsaufgabe

Thema und Ziele der Stunde
In dieser Stunde geht es um die Förderung der Emotions-Enkodierung, um die Reflexion erlebter Emotionen, um die emotionale Öffnung und den Austausch hinsichtlich emotionaler Erfahrungen untereinander. Die Kinder erleben, dass andere an ihren Gefühlen und Erfahrungen interessiert sind, dass diese Gefühle wertgeschätzt und validiert werden und dass diese emotionale Offenheit positiv sein kann. Der Zusammenhang zwischen körperlichem Ausdruck und Emotionen wird erlebt und reflektiert.

Emotion Glücklich. Die Therapeutinnen machen in einem kurzen Rollenspiel, bei dem zum Beispiel die eine Therapeutin der anderen ein Kompliment macht oder ein kleines Geschenk überreicht, einen glücklichen Gesichtsausdruck vor, die Kinder sollen die Mimik beschreiben. Dann malt jedes Kind ein Bild mit einer Situation aus seinem Leben, in der es glücklich war (AB 25). Jedes Kind stellt sein Bild mit Beschreibung der Situation in der Runde vor (alternativ: die anderen Kinder raten, was das Kind gemalt hat).

Emotion Traurig. Die Therapeutinnen machen im Rollenspiel, in dem zum Beispiel die eine Therapeutin eine Verabredung absagt, einen traurigen Gesichtsausdruck (und entsprechende Körperhaltung) vor. Die Kinder sollen wiederum beschreiben, woran sie das Gefühl »traurig« erkennen. Dann malt jedes Kind ein Bild mit einer Situation aus seinem Leben, in der es traurig war (AB 26). Jedes Kind stellt sein Bild mit Beschreibung der Situation in der Runde vor (alternativ: die anderen Kinder raten, was das Kind gemalt hat). AB 25–27

Erweiterung Emotions-Enkodierung. Mit einer Digitalkamera kann man die Kinder dabei fotografieren, wie sie selber einen glücklichen bzw. traurigen Gesichtsausdruck (samt entsprechender Körperhaltung) darstellen. Die ausgedruckten Fotos können sie in ihre Mappen tun. Alternativ können Plakate erstellt werden, auf die die Fotos aufgeklebt werden (»So sehe ich aus, wenn ich glücklich bin«).

Neue Übungsaufgabe. »Wenn ich traurig bin« (AB 27) wird gemeinsam gelesen und erklärt. Die Übungsaufgabe dient zur Vertiefung und liefert häufig interessante diagnostische Informationen zu typischen Kognitionen, Strategien der Emotionsregulation und biografischen Ereignissen, die im weiteren Verlauf der Therapie genutzt werden können.

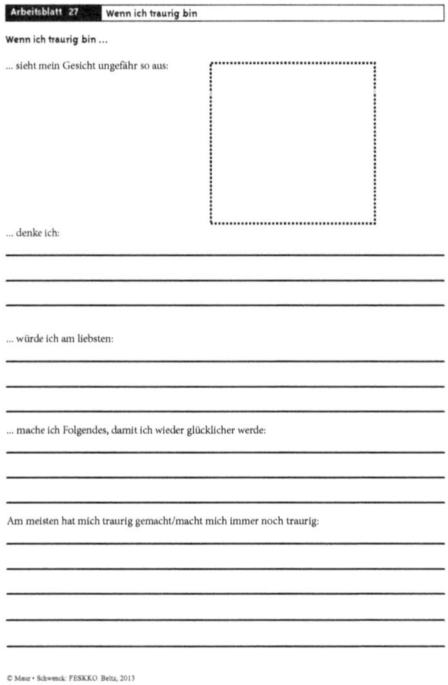

Arbeitsblatt 27 | Wenn ich traurig bin

Wenn ich traurig bin ...

... sieht mein Gesicht ungefähr so aus:

... denke ich:

... würde ich am liebsten:

... mache ich Folgendes, damit ich wieder glücklicher werde:

Am meisten hat mich traurig gemacht/macht mich immer noch traurig:

Erläuterungen und Hinweise

Je nach Gruppe reicht eine Stunde für beide Emotionen nicht aus. Manchmal sind die Bilder und Erzählungen zum Thema »traurig« so intensiv, dass wir am Ende der Stunde kurze Körperübungen mit den Kindern machen, um die »Traurigkeit« wieder zu »verscheuchen« (z. B. Ausschütteln oder »Kraft spenden«, indem man sich in einer Schlange aufstellt, dem Vordermann die Hände auf die Schultern legt und ihm ganz viel Kraft schickt). Wenn ein Kind sein Bild vorstellt, fragen wir oft, ob die anderen Kinder ähnliche Situationen aus ihrem Leben kennen, um in einen Dialog innerhalb der Gruppe zu kommen.

Manchmal haben die Kinder anfänglich Schwierigkeiten, die emotionalen Gesichtsausdrücke der Therapeutin zu beschreiben (»Sie ist traurig« – »Woran erkennst du das?« – »Daran, dass sie traurig guckt.«) Wenn sich die Kinder schwer tun, kann die Therapeutin, die die Moderation übernimmt, durch gezielte Fragen helfen, während die andere Therapeutin den Gesichtsausdruck konstant hält: »Woran genau erkennst du, dass Frau XY glücklich ist?« »Ja genau, am Mund. Wie ist denn der Mund? Ist er so zusammen gekniffen? Nein, richtig, er ist ein bisschen offen, und die Mundwinkel gehen nach oben! Super!«

Schwierige Therapiesituationen

Was tun, wenn ein Kind angibt, »nie« traurig zu sein?

Unserer Erfahrung nach ist es nicht hilfreich, ein Kind in einer solchen Situation zu konfrontieren mit Sätzen wie »Das gibt's ja gar nicht, jeder ist mal traurig« etc. Wir reagieren gelassen mit einem kurzen, freundlichen »Okay« und ermuntern es, sich mal anzuhören, was die anderen Kinder berichten an traurigen Erfahrungen (»Du kannst ja mal hören, was die anderen so erzählen. Wenn dir dann noch etwas Trauriges einfällt oder du ähnliche Erfahrungen gemacht hast, kannst du es uns ja dann noch erzählen, wenn du magst.«). Kein Kind *muss* etwas erzählen. Verweigert das Kind allerdings aus oppositionellen Gründen, so ist darauf zu achten, dass es auch nicht die Erzählungen der anderen Kindern stört oder ins Lächerliche zieht.

4.5.3 Selbsteinschätzung und Abschluss

Selbsteinschätzung

Jedes Kind schätzt sich selbst ein auf seinem Selbsteinschätzungsbogen (AB 3) und erhält eine entsprechende Fremdeinschätzung von den Therapeutinnen.

AB 3

Schatzkiste und Abschluss

Die Kinder, die mindestens noch einen Smiley haben, dürfen in die Schatzkiste greifen (Belohnung). Gemeinsam wird entschieden, ob eine Geschichte vorgelesen, eine Entspannungsübung oder Spiel gemacht wird. Währenddessen füllt eine der Therapeutinnen die Rückmeldebögen (AB 1) aus, die sich die Kinder anschließend abholen dürfen oder zu Beginn der nächsten Stunde ausgeteilt werden.

AB 1

4.5.4 Elternarbeit

Gemeinsame Zusammenfassung und Erläuterung der Kinderstunde

Die Kinder berichten den Eltern mit Unterstützung der Therapeutinnen, was sie in der Stunde gemacht haben. Die Therapeutinnen erläutern den Hintergrund. Die Übungsaufgabe der Kinder wird erklärt und ggf. um aktive Unterstützung durch die Eltern gebeten.

Besprechung der Eltern-Hausaufgabe

Die Eltern berichten von den Inhalten und Erfahrungen der letzten Eltern-Hausaufgabe und tauschen sich, angeleitet durch die Therapeutinnen, aus. Positive Aspekte werden von den Therapeutinnen hervorgehoben und verstärkt.

Thema und Ziele der Elternarbeit in dieser Stunde

Die Eltern lernen, wie wichtig für unser soziales Verhalten Emotionen und die damit verbundenen Fertigkeiten sind: die Emotions-Enkodierung und -Dekodierung, die Reflexion von Emotionen, der Austausch über emotionale Erfahrungen, die Emotionsregulation und die Empathiefähigkeit. Hinsichtlich dieser Fertigkeiten sind die Eltern die wichtigsten Rollenmodelle für ihre Kinder. Vor diesem Hintergrund ist die Übungsaufgabe »Ich war traurig« der Eltern (bzw. Betreuer) zu sehen (AB 28). Bei der Übungsaufgabe für die Eltern ist wichtig, dass die Eltern keine dramatischen Erlebnisse aus ihrem Leben als Beispiele nehmen (was ihre Kinder überfordern würde), sondern ein Alltagsbeispiel (z. B. traurig, weil eine Verabredung abgesagt wurde). In diesem Zusammenhang ist es auch nicht hilfreich, wenn der Austausch über emotionale Erfahrungen in Familien durch die Erwachsenen abgewertet wird (»Gefühlsduselei«, »Jungen weinen nicht!« etc.). Genauso wenig förderlich ist es auch, wenn Kinder sehen, dass Eltern nicht in der Lage sind, ihre Emotionen adäquat zu regulieren.

AB 28

Erläuterungen und Hinweise

Wir versuchen, mit Hilfe der folgenden Visualisierung (Flipchart) den Eltern fünf wichtige emotionale Fertigkeiten nahezubringen (Abb. 4.3, die Abbildung findet sich auch in der Elterninformation zu dieser Stunde, AB 29):

AB 29

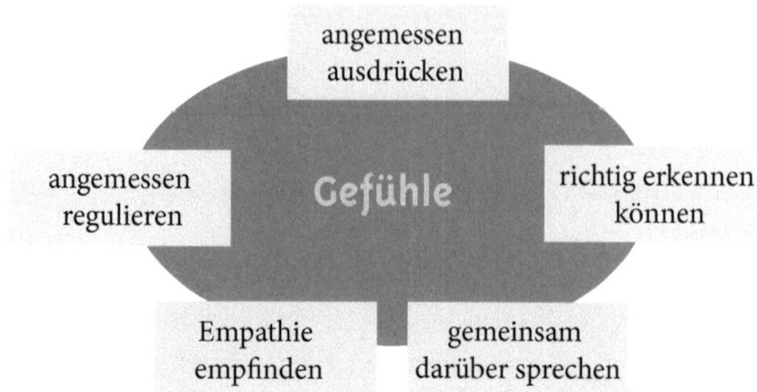

Abbildung 4.3 Die fünf wichtigen emotionalen Fertigkeiten

Zu jeder Fertigkeit sollte zum besseren Verständnis eine kurze Erklärung und ein kleines Beispiel gegeben werden:

- Emotionen angemessen ausdrücken: Das angemessene Ausdrücken erleichtert anderen zu erkennen, wie es einem geht, und ermöglicht ihnen, angemessen darauf zu reagieren (z. B. Kind weint – Bezugsperson tröstet). Dysfunktional ist, wenn Emotionen gar nicht ausgedrückt werden (»verzieht keine Miene«) oder übermäßig stark (Wutanfall wegen Kleinigkeit).
- Emotionen richtig erkennen: Kinder lernen in ihrer Entwicklung, die Mimik ihres Gegenübers zu »lesen« und auf seinen emotionalen Zustand zu schließen. Manche Kinder sind wenig feinfühlig und brauchen zusätzliche deutliche Hinweise, in welchem emotionalen Zustand sich der andere befindet. Da ihnen diese Hinweise nicht immer gegeben werden, reagieren sie sozial unangemessen.
- Gemeinsam über Emotionen sprechen: Gefühle sind in unserem Leben zentral und beeinflussen maßgeblich, wie wir uns verhalten. Es ist schön, positive Gefühle miteinander zu teilen, und es ist hilfreich, schwierige Gefühle nicht allein erleben zu müssen.
- Empathie empfinden: Empathie ist ein wichtiger Schlüssel zu einem guten Sozialverhalten. Menschen, die wenig empathisch sind, neigen eher zu rücksichtslosem, egozentrischem Verhalten.
- Emotionen angemessen regulieren: Eine wichtige Entwicklungsaufgabe für Kinder ist es zu lernen, wie man seine Gefühle angemessen steuert (wird in späteren Stunden noch vertieft).

Eine Sammlung von hilfreichen Materialien und Büchern zum Thema »Gefühle« findet sich in den Online-Materialien.

Abschluss

Eltern und Kindern wird am Ende für ihre Teilnahme und ihren Einsatz gedankt. Die Therapeutinnen verabschieden sich damit, dass sie sich auf die nächste Stunde freuen, und achten darauf, dass niemand der Teilnehmer seine Arbeitsmappe vergisst.

4.6 Modul (3) Emotionen: Ängstlich

Übersicht

Übersicht zur Therapiestunde Ängstlich

(1) Einführung
- Begrüßung, ggf. Aufnahme neuer Teilnehmer, Zuständigkeit Ablaufplakat
- Rückmeldebogen
- Übungsaufgabe besprechen

(2) Aktuelle Interventionen und Übungsaufgabe
- Angst: physiologische Symptome, Reaktionen und Auslöser
- Angst: »Angst beschreiben« (Arbeitsblatt 30)

(3) Selbsteinschätzung und Abschluss
- Selbsteinschätzungsbogen
- Schatzkiste
- Spiel

(4) Elternarbeit
- Zusammenfassung der Kinderstunde
- Besprechung der Eltern-Hausaufgabe
- Erläuterungen und neue Eltern-Hausaufgabe: »Wie sieht Angst bei meinem Kind aus?« (Arbeitsblatt 31), »Elterninformation zu Angst: Soziale Ängste« (Arbeitsblatt 32), »Elterninformation zu Angst: Schul- und Leistungsängste« (Arbeitsblatt 33) (bei Bedarf)

(5) Benötigte Materialien
- Stifte, Tesafilm
- Plakat mit Männchen
- Plakat mit 2 Überschriften: »Wovor kann man Angst haben?« und »Wann ist Angst doof?«
- Arbeitsblätter 1, 3 bis 5, 30 bis 33

4.6.1 Einführung

Begrüßung

Die Kinder werden begrüßt. Die Begrüßung (und damit der Beginn der Stunde) sollte für alle Kinder deutlich zu erkennen sein und der Aufmerksamkeitsfokussierung dienen. Als Hilfsmittel können ein akustisches Signal oder eine Stilleminute eingesetzt werden. Falls ein neues Kind dabei ist, werden die (alle oder die wichtigsten) Regeln gemeinsam durchgegangen; das neue Kind bekommt eine Mappe, einen Rückmeldebogen, das Blatt mit den Regeln (AB 5) und das Stempelblatt (AB 4). Ein Kind ist zuständig, den Zeiger auf dem Plakat »Ablauf« auf den jeweiligen Programmpunkt zu schieben.

AB 4 + 5

Rückmeldebogen

AB 1

Jedes Kind liest die Einträge der letzten Stunde auf seinem Rückmeldebogen (AB 1) vor. Die anderen Kinder werden zum Zuhören angeleitet. Die Kinder werden ermutigt, auf das, was sie noch besser machen können, in der folgenden Therapiestunde zu achten. Im Laufe der Stunde können die Therapeutinnen durch einfache Gesten oder einen kurzen verbalen Hinweis immer wieder auf das Ziel Bezug nehmen, um die Kinder an ihre Aufgabe zu erinnern.

Übungsaufgabe besprechen

Jedes Kind stellt seine Übungsaufgabe kurz in der Gruppe vor. Jeder, der die Übungsaufgabe erledigt hat, erhält einen Stempel auf das Stempelblatt. Besonders positive Aspekte werden lobend hervorgehoben.

4.6.2 Aktuelle Interventionen und Übungsaufgabe

Thema und Ziele der Stunde

In dieser Stunde geht es zunächst um die Vermittlung von Wissen zum Thema Angst (Psychoedukation) hinsichtlich typischer Angstreaktionen auf physiologischer und Verhaltensebene. Angst wird als (über-)lebenswichtige Basisemotion dargestellt, über die jeder Mensch verfügt (Entpathologisierung, Betonung der Funktionalität von Angst). Im zweiten Schritt wird erarbeitet, dass Angst auch Nachteile haben kann, und schließlich wird das Thema Angst aus individueller, persönlicher Sicht eines jeden Kindes betrachtet (Förderung von Selbstreflexion und Selbstoffenbarung).

Angst – Ausdruck und physiologische Symptome. Zunächst geht es um die Basisemotion Angst (nicht übermäßige Angst im Rahmen einer Angststörung), d. h., es wird vermittelt, dass jeder einmal Angst hat. Die Therapeutinnen machen im Rollenspiel einen ängstlichen Gesichtsausdruck und eine entsprechende Körperhaltung vor, die Kinder sollen beschreiben, was sie sehen. Auf einem Plakat mit Körperumriss werden der Gesichtsausdruck und die Körperreaktionen gemeinsam erarbeitet und aufgemalt (»Haare stehen zu Berge«, Druck auf der Blase, »kalte Füße kriegen«, schwitzen, zittern, Herzklopfen, »komisches Gefühl im Bauch«, angespannt, »wackelige Knie«, »Kloß/Frosch im Hals« etc.). Es wird betont, dass man nicht alle diese Reaktionen hat, wenn man Angst hat, und gemeinsam überlegt, welche Körperreaktionen vor allem Kinder haben (v. a. Bauchweh, Anspannung, Herzklopfen, »komisches Gefühl im Bauch«).

Angst – Reaktionen. Den Kindern wird erklärt, dass der Körper sich sehr schlau verhält und Tiere das genauso machen. Der Körper bereitet sich durch diese physiologischen Reaktionen auf das Angreifen oder das Wegrennen vor (z. B. Hase rennt weg, wenn er den Fuchs sieht). Und wenn Wegrennen nicht möglich ist, dann »erstarrt« der Körper und stellt sich tot, damit der andere nicht mehr angreift (Hase weiß, dass der Fuchs zu schnell ist für ihn, also macht er den »Totstellreflex«). Kindern hilft Angst auch davor, gefährliche Dinge lieber nicht zu tun, und dient damit ihrem Schutz.

Angst – mögliche Auslöser. Dann wird gemeinsam gesammelt und auf das Plakat geschrieben, wovor man beispielsweise (im Allgemeinen) Angst haben kann und wann Angst »doof« ist (z. B. wenn sie zu stark ist, wenn sie einen davon abhält, Sachen zu tun oder wenn man wegen ihr gehänselt wird etc.).

Angst beschreiben. Jedes Kind bearbeitet für sich die rechte Spalte von Arbeitsblatt 30 (»Wovor hatte/habe ich Angst?«). Jedes Kind stellt mindestens eine Sache davon in der Gruppe vor.

AB 30

Neue Übungsaufgabe. Auf dem Arbeitsblatt 30 ist die linke Spalte die Übungsaufgabe für zuhause (»Wie sehe ich aus, wenn ich Angst habe? Wie merke ich das in meinem Körper?«).

Erläuterungen und Hinweise

In dieser Stunde stehen zunächst die psychoedukative Vermittlung der Aktivierung des autonomen Nervensystems bei Angst und typische Reaktionsweisen im Mittelpunkt (s. Abb. 4.4). Dann können allgemein Ängste gesammelt werden. Diese indirekte und entpathologisierende Annäherung an das Thema kommt unserer Erfahrung nach vor allem schüchtern-gehemmten Kindern entgegen, aber auch dissozialen Kindern (»Ich habe nie Angst!«). Die Therapeutinnen achten aktiv auf eine Arbeitsatmosphäre, die Abwertungen nicht zulässt und Validierung, Mitfühlen und Austausch ermöglicht. Am besten ist es, wenn die Kinder sich aufmerksam zuhören und selbst anfangen zu erzählen: »... das kenne ich auch!« Dann kann es aus Zeitgründen hilfreich sein, das Thema Angst eine weitere Stunde zu behandeln.

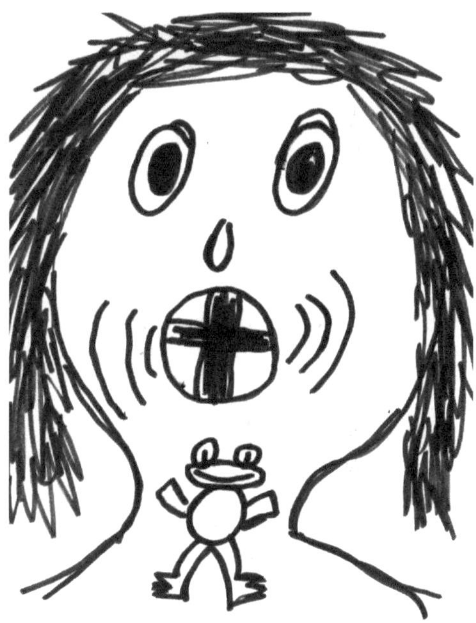

Abbildung 4.4 Zeichnung eines Mädchens zu den körperlichen Reaktionen bei Angst

Die psychoedukative Vertiefung des Themas »Erstarren« bietet sich bei traumatisierten Kindern an, die sich häufig vorwerfen, sich »nicht gewehrt« zu haben und ihre eigene (damalige) Reaktion nicht verstehen. Sollte die Vertiefung nicht für die Gruppensituation geeignet sein, sollte sie in die Einzeltherapie verlagert werden.

Schwierige Therapiesituationen

Was tun, wenn jemand beängstigende Erfahrungen erzählt?
In der Gruppentherapie-Stunde zum Thema »Angst« erzählt die 11-jährige Tamara zum ersten Mal, dass sie von einem Nachbarn sexuell missbraucht worden ist (»Ich habe Angst, dass der XY wiederkommt und mir wieder weh tut«). Sie hatte von diesem Vorfall noch niemandem erzählt. Reaktion der Therapeutin: »Tamara, ich bin froh, dass du von deiner Angst erzählt hast. Das ist sehr mutig und tapfer! XY hat etwas gemacht, was er auf keinen Fall hätte tun dürfen. Ich möchte dir Folgendes vorschlagen: nach der Gruppe setzen wir zwei uns in Ruhe zusammen und reden noch mal ausführlich und in Ruhe darüber, okay?« (vgl. Fallbeispiel S. 173 f.).

Warum diese Reaktion? Vorrangig ist in einer solchen Situation, das betroffene Kind (Tamara), aber auch die Gruppe zu schützen. Zu einem angemessenen Selbstschutz gehört auch, anderen Menschen nicht wahllos von schlimmen eigenen Erlebnissen zu berichten und sich vor verletzenden Reaktionen zu schützen. Möglicherweise sind die anderen Kinder in der Gruppe auch emotional überfordert, wenn sie von einem solchen massiven Übergriff hören. Dies gilt insbesondere für Kinder, die bereits viele Ängste und Sorgen haben. Wichtig ist aber, den Mut des Kindes wertzuschätzen und nicht den Eindruck entstehen zu lassen, das Geschehene würde durch die Therapeutinnen tabuisiert.

Eine angemessene Reaktion der Therapeutinnen ist aber auch stark von der Gruppenzusammensetzung abhängig. Wir hatten eine Gruppe, an der nur Kinder aus Jugendhilfeeinrichtungen teilnahmen; die Mitteilung des einen Jungen, dass er unglaubliche Angst hatte, als sein Vater ihn geschlagen hat, führte dazu, dass alle anderen Kinder in der Gruppe sich öffneten und zum ersten Mal vor anderen von ähnlichen Erfahrungen berichteten. Für die Therapeutinnen ist sicher hilfreich, wenn sie von den beängstigenden Erfahrungen schon wissen und das Ausmaß einschätzen können.

4.6.3 Selbsteinschätzung und Abschluss

Selbsteinschätzung

AB 3

Jedes Kind schätzt sich selbst ein auf seinem Selbsteinschätzungsbogen (AB 3) und erhält eine entsprechende Fremdeinschätzung von den Therapeutinnen.

Schatzkiste und Abschluss

AB 1

Die Kinder, die mindestens noch einen Smiley haben, dürfen in die Schatzkiste greifen (Belohnung). Gemeinsam wird entschieden, ob eine Geschichte vorgelesen, eine Entspannungsübung oder Spiel gemacht wird. Währenddessen füllt eine der Therapeutinnen die Rückmeldebögen (AB 1) aus, die sich die Kinder anschließend abholen dürfen oder zu Beginn der nächsten Stunde ausgeteilt werden.

4.6.4 Elternarbeit

Gemeinsame Zusammenfassung und Erläuterung der Kinderstunde

Die Kinder berichten den Eltern mit Unterstützung der Therapeutinnen, was sie in der Stunde gemacht haben. Die Therapeutinnen erläutern den Hintergrund. Die Übungsaufgabe der Kinder wird erklärt und ggf. um aktive Unterstützung durch die Eltern gebeten.

Besprechung der Eltern-Hausaufgabe

Die Eltern berichten von den Inhalten und Erfahrungen der letzten Eltern-Hausaufgabe und tauschen sich, angeleitet durch die Therapeutinnen, aus. Positive Aspekte werden von den Therapeutinnen hervorgehoben und verstärkt.

Thema und Ziele der Elternarbeit in dieser Stunde

Psychoedukation. Vermittelt werden sollen die Funktionalität von Angst und die Aktivierung des autonomen Nervensystems. Dabei kann es auch wichtig sein, die Verbindung zwischen somatischen Symptomen und dem emotionalen Angsterleben herzustellen. Aus unserer Erfahrung haben ängstliche Kinder oft Schwierigkeiten, ihr Gefühl direkt zu verbalisieren, stattdessen fällt es ihnen leichter, ihre somatischen Angstsymptome zu benennen (»Ich habe Bauchweh« statt »Ich habe Angst«). Manche Eltern reagieren darauf verärgert (»Sie simuliert«). Hier ist es wichtig zu betonen, dass die körperlichen Reaktionen zum psychischen Befinden dazu gehören (wie Magenknurren zum Hunger). Die Kinder empfinden diese körperlichen Symptome wirklich, sie sollten ihnen nicht abgesprochen werden. Gleichzeitig ist es ein Ziel, dass die Kinder den Zusammenhang mit ihrem Gefühl erkennen und lernen, dieses Gefühl direkt zu äußern.

Hausaufgabe: Im Arbeitsblatt 31 (»Wie sieht Angst bei meinem Kind aus?«) reflektieren die Eltern, wie Angst sich bei ihrem Kind auf verschiedenen Ebenen äußert. Diese Aufgabe ist nur für Eltern (bzw. Betreuer), deren Kind unter einer Angstproblematik bzw. starker Schüchternheit leidet. Das ausgefüllte Blatt kann in der Einzeltherapie vertieft werden.

AB 31–33

Elterninformationen. Bei Bedarf können die Elterninformationen zu »Sozialen Ängsten« (AB 32) und zu »Schul- und Leistungsängsten mit körperlichen Beschwerden« (AB 33) ausgeteilt werden.

Erläuterungen und Hinweise

Der Fokus dieser Stunde liegt weniger auf der Eltern-Hausaufgabe (die nicht für alle Eltern gilt), sondern mehr auf der Ebene der Psychoedukation. Deshalb nimmt in dieser Stunde die Zusammenfassung und Erläuterung der Inhalte der Kinderstunde breiteren Raum ein als sonst.

Eine Sammlung von hilfreichen Materialien und Büchern zum Thema »Angst« findet sich in den Online-Materialien.

Abschluss

Eltern und Kindern wird am Ende für ihre Teilnahme und ihren Einsatz gedankt. Die Therapeutinnen verabschieden sich damit, dass sie sich auf die nächste Stunde freuen, und achten darauf, dass niemand der Teilnehmer seine Arbeitsmappe vergisst.

4.7 Modul (3) Emotionen: Wütend

Übersicht

Übersicht zur Therapiestunde Wütend

(1) Einführung
- Begrüßung, ggf. Aufnahme neuer Teilnehmer, Zuständigkeit Ablaufplakat
- Rückmeldebogen
- Übungsaufgabe besprechen

(2) Aktuelle Interventionen und Übungsaufgabe
- Wut – Ausdruck
- Wut – Selbstreflexion: »Wut beschreiben« (Arbeitsblatt 34), »Wut beschreiben – J« (Arbeitsblatt 35)
- Wut und Empathie – Rollenspiel
- Neue Übungsaufgabe: »Wut – Verhaltensbeobachtung« (Arbeitsblatt 36)

(3) Selbsteinschätzung und Abschluss
- Selbsteinschätzungsbogen
- Schatzkiste
- Spiel

(4) Elternarbeit
- Zusammenfassung der Kinderstunde
- Besprechung der Eltern-Hausaufgabe
- Erläuterungen und neue Eltern-Hausaufgabe: »Wut – Verhaltensbeobachtung« (Arbeitsblatt 36)

(5) Benötigte Materialien
- Stifte
- Arbeitsblätter 1, 3 bis 5, 34 bis 36

4.7.1 Einführung

Begrüßung

Die Kinder werden begrüßt. Die Begrüßung (und damit der Beginn der Stunde) sollte für alle Kinder deutlich zu erkennen sein und der Aufmerksamkeitsfokussierung dienen. Als Hilfsmittel können ein akustisches Signal oder eine Stilleminute eingesetzt werden. Falls ein neues Kind dabei ist, werden die (alle oder die wichtigsten) Regeln gemeinsam durchgegangen; das neue Kind bekommt eine Mappe, einen Rückmeldebogen, das Blatt mit den Regeln (AB 5) und das Stempelblatt (AB 4). Ein Kind ist zuständig, den Zeiger auf dem Plakat »Ablauf« auf den jeweiligen Programmpunkt zu schieben.

AB 4 + 5

Rückmeldebogen

Jedes Kind liest die Einträge der letzten Stunde auf seinem Rückmeldebogen (AB 1) vor. Die anderen Kinder werden zum Zuhören angeleitet. Die Kinder werden ermutigt,

AB 1 auf das, was sie noch besser machen können, in der folgenden Therapiestunde zu achten. Im Laufe der Stunde können die Therapeutinnen durch einfache Gesten oder einen kurzen verbalen Hinweis immer wieder auf das Ziel Bezug nehmen, um die Kinder an ihre Aufgabe zu erinnern.

Übungsaufgabe besprechen
Jedes Kind stellt seine Übungsaufgabe kurz in der Gruppe vor. Jeder, der die Übungsaufgabe erledigt hat, erhält einen Stempel auf das Stempelblatt. Besonders positive Aspekte werden lobend hervorgehoben.

4.7.2 Aktuelle Interventionen und Übungsaufgabe

Thema und Ziele der Stunde
In dieser Stunde geht es um die Reflexion der Emotion Wut, um die emotionale Öffnung und den Austausch hinsichtlich emotionaler Erfahrungen untereinander. Die Kinder erleben, dass andere interessiert sind an ihren Gefühlen und Erfahrungen, dass diese Gefühle validiert werden und dass diese emotionale Offenheit positiv sein kann. Es wird deutlich gemacht, welche Reaktionen auf Wut angemessen und welche unangemessen sind.
Wut – Ausdruck. Die Therapeuten machen in einem kleinen Rollenspiel den Affekt Wut vor, die Kinder sollen Mimik, Gestik, Körperhaltung und Verhalten beschreiben.
Wut – Selbstreflexion. *Altersgruppe 7–10 Jahre*: Arbeitsblatt 34 »Wut beschreiben« wird gemeinsam gelesen und anhand einiger Beispiele erklärt. Jedes Kind bearbeitet das Arbeitsblatt für sich (ggf. mit Hilfe der Therapeutinnen). Danach zeigt und erklärt jedes Kind sein »Gemälde« in der Gruppe (man kann die anderen Kinder auch anhand der Zeichnung erraten lassen, um welche Situation es sich handelt) und berichtet von einer Sache, die es besonders wütend macht.

AB 34 + 35 *Altersgruppe 11–13 Jahre*: Arbeitsblatt 35 »Wut beschreiben – J« wird gemeinsam gelesen und anhand einiger Beispiele erklärt. Jedes Kind bearbeitet das Arbeitsblatt für sich (ggf. mit Hilfe der Therapeutinnen) und stellt in der Gruppe einen Punkt vor, der ihm besonders wichtig ist (z. B. »In der Schule« oder »In der Familie«).
Wut und Empathie – Rollenspiel. Die gemalten bzw. beschriebenen Situationen, in denen die Kinder wütend waren, werden im Rollenspiel gespielt (bei Zeitmangel werden einige Situationen ausgewählt). Dabei sind folgende Besonderheiten zu beachten:

Bei *Kindern mit dissozialem Verhalten und eingeschränktem Empathievermögen* wird besonderer Wert darauf gelegt, wie das Gegenüber sich fühlt (also derjenige, der die Wut abbekommt).

Bei *gehemmt-ängstlichen* oder *depressiven Kindern* wird betont, dass man Wut fühlen und auch (angemessen) ausdrücken bzw. sich wehren darf. Für diese Kinder ist es häufig angebracht im Rollenspiel zu üben, Wut stärker auszudrücken.

Neue Übungsaufgabe. Im AB 36 »Wut – Verhaltensbeobachtung« ist die linke Spalte die Übungsaufgabe der Kinder, die sie mit Hilfe der Eltern abends ausfüllen (kurze Stichworte genügen).

Arbeitsblatt 36 **Wut - Verhaltensbeobachtung**

Kind: In welcher Situation bin ich heute wütend geworden? Wie habe ich mich dann verhalten?
Eltern: Was hat meinem Kind geholfen, sich wieder zu beruhigen?

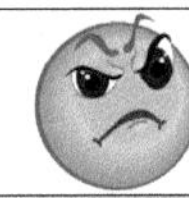

	Kind	Eltern
Mo		
Di		
Mi		
Do		
Fr		
Sa		
So		

Erläuterungen und Hinweise

Viele Kinder finden es zunächst »cool«, wütend (= aggressiv) zu sein, was in der Gruppe sofort »ansteckend« wirken kann. Hier sollten die Therapeutinnen ganz klar Stellung beziehen, solches Verhalten aktiv ansprechen und unterbinden, damit nicht unfreiwillig ein »peer deviancy training« stattfindet (d. h. die Teilnehmer überbieten sich in aggressiv-unempathischem Verhalten).

Es ist uns wichtig zu vermitteln, dass Wut an sich kein »schlechter« Affekt, sondern zunächst einmal häufig eine angemessene emotionale Reaktion ist; dies gilt insbesondere für traumatisierte Kinder aus schwierigen Elternhäusern (s. AB 35). Für manche dieser Kinder (vor allem, wenn sie depressiv sind), kann es ein Fortschritt sein, die Wut zu spüren und zu benennen. Ganz klar wird dagegen kommuniziert, dass es nicht richtig ist, seine Wut an anderen auszulassen oder auf geringfügige Auslöser mit Aggressivität zu reagieren. Diese Grundhaltungen sind auch handlungsleitend für die Rückmeldungen zu den Arbeitsblättern der Kinder.

Beispiel

Dialog Therapeutin – Kinder beim Arbeitsblatt »Wut beschreiben«

Th:	Okay, Maximilian, dann stell doch bitte mal vor, was dich zuletzt wütend gemacht hat.
Maximilian:	Heut' morgen in der Pause, da hat der Omid gegen mich beim Tischtennis gewonnen, da bin ich sauer geworden und hab' dem paar gedengelt [*lacht*].
Th:	[*ernst*] Was glaubst du, wie das für den Omid war, dass du ihn gehauen hast?
Maximilian:	Wie soll das für den gewesen sein? Halt Pech!
Th:	Fragen wir mal die anderen. [*wendet sich an die anderen Kinder in der Gruppe*] Was glaubt ihr, wie der Omid sich gefühlt hat?
Kevin:	Das war nicht schön für den, und das war auch ungerecht vom Maximilian, denn der Omid war halt besser.
Sarah:	Der Omid hat bestimmt einen Schreck gekriegt, und das hat dem auch wehgetan.
Th:	Darf man sich ärgern, wenn man in einem Spiel verliert?
Kinder:	Ja.

Th:	Und darf man den anderen deswegen hauen oder beleidigen?
Vanessa:	Nein, darf man nicht.
Th:	Genau. Also Maximilian, ich kann verstehen, dass du dich geargert hast, weil du verloren hast, aber dem anderen dann eine hauen, das ist nicht in Ordnung. Das tut dem weh, das ist ungerecht, und dann will auch keiner mehr mit dir spielen und du bist allein.
Maximilian:	[*sagt nichts, schmollt*]
Th:	So, Vanessa, jetzt bist du dran. Stell uns doch mal dein Bild bitte vor.
Vanessa:	[*schüchtern*] Ich war ein bisschen wütend, als mir der Mirko meinen Stift kaputt gemacht hat, für extra hat der das gemacht.
Th:	[*nachdrücklich*] Ja da kann man auch zu Recht sauer sein! Und wie hast du dann reagiert?
Vanessa:	[*leise*] Ich habe mich nichts getraut und ich wusste auch nicht, was ich machen soll.
Th:	[*aufmunternd*] Weißt du was, wir fragen mal die anderen, ob die dir einen Tipp geben können, was man da so machen kann, ja? Und dann probierst du das mal im Rollenspiel aus!

4.7.3 Selbsteinschätzung und Abschluss

Selbsteinschätzung

AB 3

Jedes Kind schätzt sich selbst ein auf seinem Selbsteinschätzungsbogen (AB 3) und erhält eine entsprechende Fremdeinschätzung von den Therapeutinnen.

Schatzkiste und Abschluss

Die Kinder, die mindestens noch einen Smiley haben, dürfen in die Schatzkiste greifen (Belohnung). Gemeinsam wird entschieden, ob eine Geschichte vorgelesen, eine Entspannungsübung oder Spiel gemacht wird. Währenddessen füllt eine der Therapeutinnen die Rückmeldebögen (AB 1) aus, die sich die Kinder anschließend abholen dürfen oder zu Beginn der nächsten Stunde ausgeteilt werden.

AB 1

4.7.4 Elternarbeit

Gemeinsame Zusammenfassung und Erläuterung der Kinderstunde

Die Kinder berichten den Eltern mit Unterstützung der Therapeutinnen, was sie in der Stunde gemacht haben. Die Therapeutinnen erläutern den Hintergrund. Die Übungsaufgabe der Kinder wird erklärt und ggf. um aktive Unterstützung durch die Eltern gebeten.

Besprechung der Eltern-Hausaufgabe

Die Eltern berichten von den Inhalten und Erfahrungen der letzten Eltern-Hausaufgabe und tauschen sich, angeleitet durch die Therapeutinnen, aus. Positive Aspekte werden von den Therapeutinnen hervorgehoben und verstärkt.

Thema und Ziele der Elternarbeit in dieser Stunde

Unterschiede beim Wut-Affekt. Es wird erläutert, dass Kinder mit externalisierenden Störungen häufig zu schnell und zu stark wütend/aggressiv reagieren, während Kinder mit internalisierenden Problemen häufig eher übermäßig gehemmt sind, was Wut angeht. Eltern sind Rollenmodelle, was den Ausdruck und die Regulation von Wut/Aggression angeht.

Wutanfälle und Erziehung. Gemeinsam wird erarbeitet, wie Kinder durch ihre Wutanfälle das elterliche Erziehungsverhalten beeinflussen (Teufelskreise/Funktionalität von Wut).

Operante Mechanismen bei der Entstehung und Aufrechterhaltung aggressiven Verhaltens können u. a. sein: Widerstand gegen Autoritäten und Versuche, die eigenen Bedürfnisse durchzusetzen, sind zunächst normale kindliche Verhaltensweisen, die zu einer gesunden Entwicklung gehören. Es ist jedoch nicht förderlich für die kindliche Entwicklung, wenn sich das Kind jedes Mal mit seinen Bedürfnissen durchsetzt oder gar keine Regeln und Grenzen mehr erhält. Insbesondere Kinder mit psychischen Störungen brauchen ein »Gerüst«, an dem sie sich im Alltag orientieren können. Dysfunktionale operante Verstärkung im Sinne von Belohnung oppositionellen oder aggressiven Verhaltens – beispielsweise durch die Zuwendung von Aufmerksamkeit – oder indirekte Verstärkung durch den Wegfall negativer Konsequenzen sind häufige Erziehungsmuster, die zur Aufrechterhaltung der Symptomatik beitragen.

Hausaufgabe. In der Eltern-Hausaufgabe (AB 36) geht es darum zu beobachten und festzuhalten, was dem Kind dabei hilft, sich zu beruhigen. AB 36

Erläuterungen und Hinweise

Ständige Themen in der Arbeit mit Eltern sind unserer Erfahrung nach die Einhaltung von Regeln, konsequente Erziehung und die (mangelnde) Einigkeit zwischen den Eltern in der Erziehung. Die Probleme in diesen drei Bereichen führen häufig dazu, dass sich das Kind oppositionell-aggressiv verhält und die Eltern sich hilflos fühlen. Ein erster hilfreicher Schritt ist häufig, die Wahrnehmung der Eltern für typische Teufelskreise in der Erziehung zu sensibilisieren (s. vertiefend das modulare Training für Eltern von psychisch kranken Kindern und Jugendlichen »Plan E – Eltern stark machen« von Schwenck und Reichert [2012]).

Beispielhaft kann man mit den Eltern folgende Teufelskreise am Flipchart entwickeln, um zu erläutern, wie es zu wütenden Reaktionen des Kindes in Erziehungssituationen kommen kann (Abb. 4.5 und 4.6):

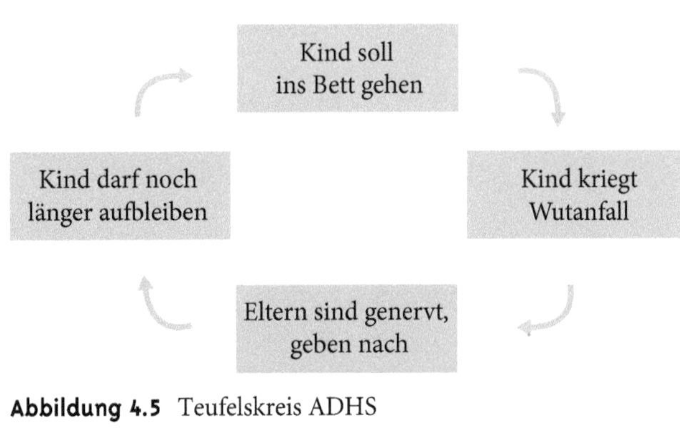

Abbildung 4.5 Teufelskreis ADHS

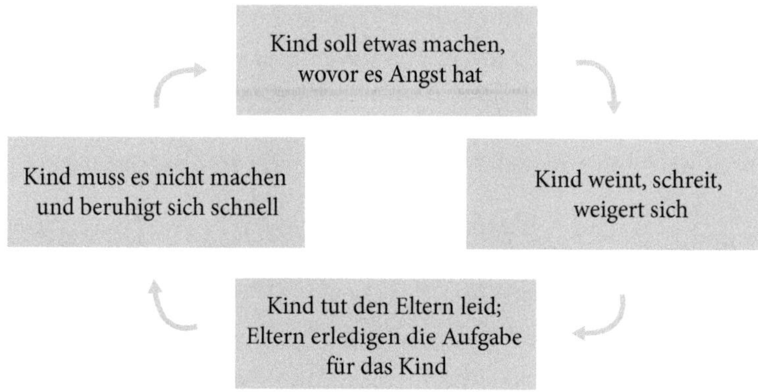

Abbildung 4.6 Teufelskreis Angst

Eine Sammlung von hilfreichen Materialien und Büchern zu den genannten Erziehungsproblemen findet sich in den Online-Materialien.

Abschluss

Eltern und Kindern wird am Ende für ihre Teilnahme und ihren Einsatz gedankt. Die Therapeutinnen verabschieden sich damit, dass sie sich auf die nächste Stunde freuen, und achten darauf, dass niemand der Teilnehmer seine Arbeitsmappe vergisst.

4.8 Modul (3) Emotionen: Grundemotionen/komplexere Emotionen

Übersicht

Übersicht zur Therapiestunde Grundemotionen/komplexere Emotionen

(1) Einführung
- Begrüßung, ggf. Aufnahme neuer Teilnehmer, Zuständigkeit Ablaufplakat
- Rückmeldebogen
- Übungsaufgabe besprechen

(2) Aktuelle Interventionen und Übungsaufgabe
- Grundemotionen – Dekodierung, Empathie, Selbstbezug
- Komplexere Emotionen – Selbstbezug (Stimmungsflip)
- Neue Übungsaufgabe: »Mein Innenleben« (Arbeitsblatt 37)

(3) Selbsteinschätzung und Abschluss
- Selbsteinschätzungsbogen
- Schatzkiste
- Spiel

(4) Elternarbeit
- Zusammenfassung der Kinderstunde
- Besprechung der Eltern-Hausaufgabe
- Erläuterungen und neue Eltern-Hausaufgabe: »Gefühle bei meinem Kind« (Arbeitsblatt 38)

(5) Benötigte Materialien
- Stifte
- Blätter
- »Stimmungsflip« (von Baumgartner et al., 2008) oder Vergleichbares
- Bilder von Personen mit verschiedenen emotionalen Gesichtsausdrücken (z. B. Zeitungsausschnitte oder Bilder aus dem Internet), insbesondere zu den Emotionen Freude, Traurigkeit, Angst und Wut
- Arbeitsblätter 1, 3 bis, 37, 38

4.8.1 Einführung

Begrüßung

Die Kinder werden begrüßt. Die Begrüßung (und damit der Beginn der Stunde) sollte für alle Kinder deutlich zu erkennen sein und der Aufmerksamkeitsfokussierung dienen. Als Hilfsmittel können ein akustisches Signal oder eine Stilleminute eingesetzt werden. Falls ein neues Kind dabei ist, werden die (alle oder die wichtigsten) Regeln gemeinsam durchgegangen; das neue Kind bekommt eine Mappe, einen Rückmeldebogen, das Arbeitsblatt mit den Regeln (AB 5) und das Stempelblatt (AB 4). Ein Kind ist zuständig, den Zeiger auf dem Plakat »Ablauf« auf den jeweiligen Programmpunkt zu schieben.

AB 4 + 5

Rückmeldebogen

AB 1

Jedes Kind liest die Einträge der letzten Stunde auf seinem Rückmeldebogen (AB 1) vor. Die anderen Kinder werden zum Zuhören angeleitet. Die Kinder werden ermutigt, auf das, was sie noch besser machen können, in der folgenden Therapiestunde zu achten. Im Laufe der Stunde können die Therapeuten durch einfache Gesten oder einen kurzen verbalen Hinweis immer wieder auf das Ziel Bezug nehmen, um die Kinder an ihre Aufgabe zu erinnern.

Übungsaufgabe besprechen

Jedes Kind stellt seine Übungsaufgabe kurz in der Gruppe vor. Jeder, der die Übungsaufgabe erledigt hat, erhält einen Stempel auf das Stempelblatt. Besonders positive Aspekte werden lobend hervorgehoben.

4.8.2 Aktuelle Interventionen und Übungsaufgabe

Thema und Ziele der Stunde

Gefördert werden sollen die Dekodierung von Basisemotionen und komplexeren Emotionen, die Empathiefähigkeit, die Reflexion eigener emotionaler Zustände und der gegenseitige, respektvolle Austausch über emotionale Erfahrungen.

Grundemotionen. Dazu werden den Kindern nacheinander verschiedene Bilder von Leuten mit verschiedenen Gefühlsausdrücken gezeigt. Sie sollen das gezeigte Gefühl benennen (auch anhand der Mimik und Körperhaltung) und beschreiben, in welcher Situation die Person gerade sein könnte oder was ihr vielleicht gerade passiert ist. Zusätzlich kann man fragen, ob die Kinder Ähnliches schon einmal selbst erlebt haben (die Kinder beginnen meist von selber zu erzählen). Die Einfälle der Kinder können auch im Rollenspiel dargestellt werden.

Komplexere Emotionen – Selbstbezug. *Altersgruppe 11–13 Jahre*: Im »Stimmungsflip« wird eine Emotion zufällig aufgeschlagen. Jedes Kind hat 60 Sekunden Zeit, ein Bild zu malen, das es in einer Situation darstellt, in der es sich so gefühlt hat. Den Kindern wird erklärt, dass sie aufgrund der knappen Zeit einfach Strichmännchen malen können, einzig der Gesichtsausdruck soll dem gezeigten Gefühl entsprechen. Die Kinder raten dann wechselseitig, was die anderen dargestellt haben. Man macht dies mit verschiedenen Emotionen (je nach Zeit und Ausdauer). Die gemalten Situationen der Kinder können auch im Rollenspiel dargestellt werden.

AB 37

Neue Übungsaufgabe. Auf dem Arbeitsblatt 37 »Mein Innenleben« sollen die Kinder in den Umriss malen, welche Gefühle wie viel Platz bei ihnen einnehmen. Das Arbeitsblatt muss gut erklärt werden, je nach Leistungsstärke der Gruppe auch anhand eines bereits ausgemalten Beispiels.

Erläuterungen und Hinweise

Diese Stunde ist recht vollgepackt. Wenn möglich, ist es zum vertieften Arbeiten sinnvoll, sie auf zwei Stunden aufzuteilen und zu den beiden vorgeschlagenen Übungen die Rollenspiele durchzuführen. Beide Übungen machen den Kindern

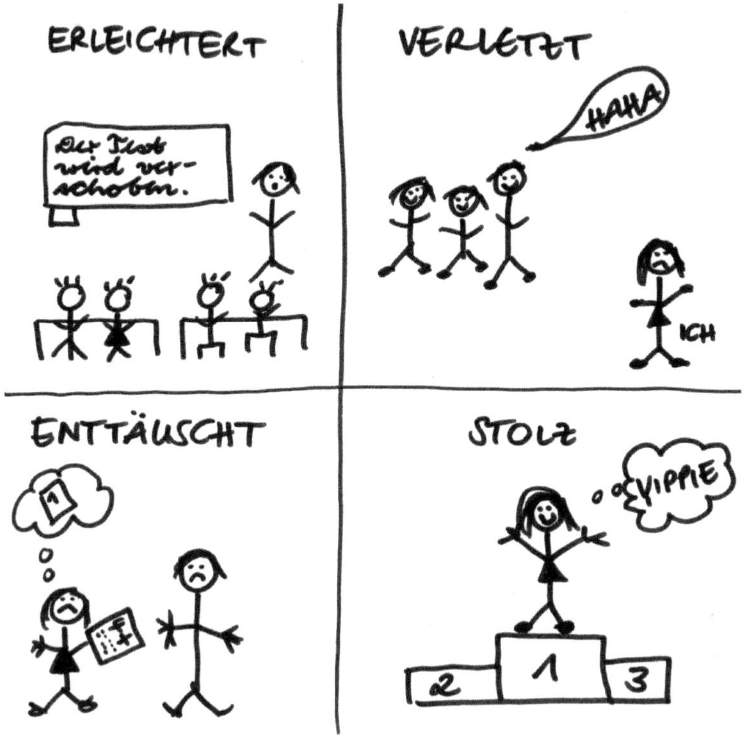

Abbildung 4.7 Zeichnungen zur Übung mit dem Stimmungsflip

erfahrungsgemäß sehr viel Spaß und führen auch häufig zu einer emotionalen Selbstöffnung. Für die Emotionsbilder haben wir eine Powerpoint-Präsentation erstellt, die wir mit den Kindern anschauen – für die Kinder ist es oft ein besonderer Anreiz, dass sie etwas »am Computer« machen dürfen.

Die Selbstbezug-Übung mit dem »Stimmungsflip« kann auch schon vor dem Alter von elf Jahren eingesetzt werden, wenn die teilnehmenden Kinder dazu in der Lage sind (s. Abb. 4.7).

Es ist übrigens eine Übung, die wir auch häufig in Einzeltherapien einsetzen, vor allem bei Kindern, die Probleme haben, ihre Gefühle wahrzunehmen bzw. darüber zu sprechen (z. B. Kinder/Jugendliche, die auf die Frage, wie es ihnen geht, immer »Gut!« oder »Weiß nicht« antworten). Die zeitliche Begrenzung ist nicht zwingend, hat aber mehrere Vorteile: Für extravertierte Kinder erhöht sie sofort den Spaß, für perfektionistische Kinder bietet sie eine Eingrenzung und für Kinder, die nicht gut malen können, ist sie entlastend, weil in dieser kurzen Zeitspanne alle nur Strichmännchen malen können.

Die Übungsaufgabe der Kinder »Mein Innenleben« (AB 37) ist interessant, sowohl was die Selbsteinschätzung als auch die Lokalisation der einzelnen Gefühle angeht. Wir haben sie häufig in der Einzeltherapie weiter genutzt und vertieft. Auch der Vergleich zwischen der Kinder- und der Elternaufgabe ist oft diagnostisch aufschlussreich und therapeutisch verwertbar.

4.8.3 Selbsteinschätzung und Abschluss

Selbsteinschätzung

AB 3

Jedes Kind schätzt sich selbst ein auf seinem Selbsteinschätzungsbogen (AB 3) und erhält eine entsprechende Fremdeinschätzung von den Therapeutinnen.

Schatzkiste und Abschluss

Die Kinder, die mindestens noch einen Smiley haben, dürfen in die Schatzkiste greifen (Belohnung). Gemeinsam wird entschieden, ob eine Geschichte vorgelesen, eine Entspannungsübung oder Spiel gemacht wird. Währenddessen füllt eine der Therapeutinnen die Rückmeldebögen aus, die sich die Kinder anschließend abholen dürfen oder zu Beginn der nächsten Stunde ausgeteilt werden.

4.8.4 Elternarbeit

Gemeinsame Zusammenfassung und Erläuterung der Kinderstunde

Die Kinder berichten den Eltern mit Unterstützung der Therapeutinnen, was sie in der Stunde gemacht haben. Die Therapeutinnen erläutern den Hintergrund. Die Übungsaufgabe der Kinder wird erklärt und ggf. um aktive Unterstützung durch die Eltern gebeten.

Besprechung der Eltern-Hausaufgabe

Die Eltern berichten von den Inhalten und Erfahrungen der letzten Eltern-Hausaufgabe und tauschen sich, angeleitet durch die Therapeutinnen, aus. Positive Aspekte werden von den Therapeutinnen hervorgehoben und verstärkt.

Thema und Ziele der Elternarbeit in dieser Stunde

Verdeutlicht werden soll, dass es neben den bisher behandelten Basisemotionen auch komplexere Emotionen gibt bzw. dass man in vielen Situationen im Alltag mehrere Emotionen gleichzeitig erlebt. Mit zunehmendem Alter sind auch die Kinder in der Lage, mehrere und komplexere Emotionen wahrzunehmen und auszudrücken. Die Vorbildfunktion der Eltern für den Ausdruck und die Reflexion von Emotionen sowie für das offene Sprechen auch über schwierige Gefühle und Empfindungen in der Familie wird betont. Häufig ist es auch Aufgabe der Eltern, die erlebte Emotion des Kindes zu benennen, wenn dieses selbst dazu noch nicht in der Lage ist.

AB 38

Hausaufgabe. Analog zur Hausaufgabe der Kinder schätzen die Eltern (bzw. Betreuer) ein, welche Gefühle wie viel Platz im Gefühlsleben des Kindes einnehmen (AB 38).

Erläuterungen und Hinweise

Die Übungsaufgabe für die Eltern (AB 38) führt oft zu Erstaunen und mehreren Nachfragen, »wie das denn funktionieren soll«. Wir raten den Eltern, nicht allzu lang darüber nachzudenken, sondern sich einfach darauf einzulassen und den Kreis farbig auszumalen. Der Effekt ist häufig erstaunlich und stimmt die Eltern in der Regel nachdenklich. So wird insbesondere bei Kindern mit externalisierenden Störungen, bei denen die oppositionell-aggressive Symptomatik den Alltag bestimmt, deutlich, dass diese Kinder auch traurige Momente haben und sich Sorgen machen. Für die Eltern ist diese Erkenntnis häufig ein Anreiz, sich auch dieser Seite des Kindes verstärkt zuzuwenden und sich aktiv um Unterstützung zu bemühen.

Sehr spannend ist natürlich auch, die Hausaufgaben-Bilder von Kind und Eltern zu vergleichen und dies gemeinsam zu reflektieren (z. B. in der Einzeltherapie). Eine weitere Option ist, den Eltern zwei Arbeitsblätter mitzugeben und diese von Mutter und Vater getrennt ausmalen zu lassen; auch dies führt häufig zu spannenden Erkenntnissen und bringt die Eltern über ihre verschiedenen Wahrnehmungen ins Gespräch.

Abschluss

Eltern und Kindern wird am Ende für ihre Teilnahme und ihren Einsatz gedankt. Die Therapeutinnen verabschieden sich damit, dass sie sich auf die nächste Stunde freuen, und achten darauf, dass niemand der Teilnehmer seine Arbeitsmappe vergisst.

4.9 Modul (4) Kognitionen: Funktionale und dysfunktionale Kognitionen (I)

Übersicht

Übersicht zur Therapiestunde Funktionale und dysfunktionale Kognitionen (I)

(1) Einführung
- Begrüßung, ggf. Aufnahme neuer Teilnehmer, Zuständigkeit Ablaufplakat
- Rückmeldebogen
- Übungsaufgabe besprechen

(2) Aktuelle Interventionen und Übungsaufgabe
- Einführung der »Sonnen«- und »Wolkengedanken«: »Marcs Gedanken« (Arbeitsblatt 39), »Gute Gedanken« (Arbeitsblatt 40)
- Neue Übungsaufgabe: »Mutmachspruch« (Arbeitsblatt 41), »Meine typischen Wolkengedanken« (Arbeitsblatt 42)

(3) Selbsteinschätzung und Abschluss
- Selbsteinschätzungsbogen
- Schatzkiste
- Spiel

(4) Elternarbeit
- Zusammenfassung der Kinderstunde
- Besprechung der Eltern-Hausaufgabe
- Erläuterungen und neue Eltern-Hausaufgabe: »Elterngedanken« (Arbeitsblatt 43)

(5) Benötigte Materialien
- Stifte, Scheren, Tesafilm
- Plakat mit Kopf und Gedankenblasen
- Plakat für die Elternarbeit
- Arbeitsblätter 1 bis 5, 39 bis 43

4.9.1 Einführung

Begrüßung

Die Kinder werden begrüßt. Die Begrüßung (und damit der Beginn der Stunde) sollte für alle Kinder deutlich zu erkennen sein und der Aufmerksamkeitsfokussierung dienen. Als Hilfsmittel können ein akustisches Signal oder eine Stilleminute eingesetzt werden. Falls ein neues Kind dabei ist, werden die (alle oder die wichtigsten) Regeln gemeinsam durchgegangen; das neue Kind bekommt eine Mappe, einen Rückmeldebogen, das Blatt mit den Regeln (AB 5) und das Stempelblatt (AB 4). Ein Kind ist zuständig, den Zeiger auf dem Plakat »Ablauf« auf den jeweiligen Programmpunkt zu schieben.

AB 4 + 5

Rückmeldebogen

Jedes Kind liest die Einträge der letzten Stunde auf seinem Rückmeldebogen vor (AB 1). Die anderen Kinder werden zum Zuhören angeleitet. Die Kinder werden ermutigt, auf das, was sie noch besser machen können, in der folgenden Therapiestunde zu achten. Im Laufe der Stunde können die Therapeutinnen durch einfache Gesten oder einen kurzen verbalen Hinweis immer wieder auf das Ziel Bezug nehmen, um die Kinder an ihre Aufgabe zu erinnern. AB 1

Übungsaufgabe besprechen

Jedes Kind stellt seine Übungsaufgabe kurz in der Gruppe vor. Jeder, der die Übungsaufgabe erledigt hat, erhält einen Stempel auf das Stempelblatt. Besonders positive Aspekte werden lobend hervorgehoben.

4.9.2 Aktuelle Interventionen und Übungsaufgabe

Thema und Ziele der Stunde

In dieser Stunde wird das Konzept der »Sonnen- und Wolkengedanken« eingeführt als kindgerechte Variante der dysfunktionalen und funktionalen Kognitionen. Geübt wird zunächst die Identifikation dysfunktionaler Kognitionen und der damit verbundenen Emotionen. Dann folgen die Förderung der kognitiven Umstrukturierung und das konkrete Erleben der damit verbundenen Emotionen im Rollenspiel.

Durchführung. Zuerst wird kurz erläutert, dass es zwei verschiedene Arten von Gedanken gibt, nämlich schlechte Gedanken (»Wolkengedanken«, dysfunktionale Kognitionen), nach denen es einem noch schlechter geht, und gute Gedanken (»Sonnengedanken«, funktionale Kognitionen), die einem helfen. Dann folgt ein erstes Rollenspiel.

Rollenspiel 1. Die Therapeutinnen machen ein Rollenspiel vor: Marc erzählt seiner Mutter, dass er sich für heute Nachmittag mit Lukas verabredet hat und sich schon darauf freut. Plötzlich klingelt das Telefon, die Mutter geht ran: Lukas ist dran und sagt, dass er heute doch nicht kann. Fragen an die Kinder nach dem Rollenspiel:

- Wie fühlt sich Marc? Woran erkennt man das? Warum fühlt er sich so?
- Was denkt Marc? Zur Beantwortung dieser Frage bekommen die Kinder je acht Karten (AB 39); jedes Kind darf sich ein bis zwei Karten aussuchen, die seiner Meinung nach Marcs Gedanken beschreiben. Die Karten werden auf das Plakat geheftet. AB 39
- Gemeinsam wird überlegt, ob (und warum) das gute oder schlechte Gedanken sind; das entsprechende Symbol (Wolke) wird auf die Karten gemalt.
- Gemeinsam wird zusätzlich überlegt, mit welchen dieser Gedanken welche Gefühle einhergehen (wird auf den jeweiligen Karten notiert).

Kognitive Umstrukturierung. Gemeinsam werden jetzt gute Alternativgedanken (funktionalere Kognitionen) entwickelt, auf die entsprechenden Kärtchen geschrieben (AB 40) und auf das Plakat geheftet. Das Rollenspiel wird erneut gespielt, diesmal von AB 40 den Kindern und unter Zuhilfenahme der »Sonnengedanken«. Es wird gemeinsam darüber nachgedacht, wie es Marc geht, wenn er die »Sonnengedanken« zu Hilfe nimmt.

Altersgruppe 7–10 Jahre: Der »Mutmachspruch« (AB 41) wird gemeinsam gelesen.

Neue Übungsaufgabe. *Altersgruppe 7–10 Jahre*: Der »Mutmachspruch« soll auswendig gelernt werden und das Blatt angemalt (AB 41).

AB 41 + 42

Altersgruppe 11–13 Jahre: Arbeitsblatt 42 »Meine typischen Wolkengedanken« wird anhand einiger Beispiele erklärt. Es ist eine recht anspruchsvolle Aufgabe.

Erläuterungen und Hinweise

Die Bezeichnungen »Sonnen- und Wolkengedanken« für dysfunktionale und funktionale Kognitionen haben wir bereits in unserem früheren Buch eingeführt (Maur-Lambert et al., 2003) und – da sie sich sehr bewährt haben – hier beibehalten. Die Kinder verstehen das Konzept erstaunlich leicht (s. Abb. 4.8). Wichtig ist, den Kindern zu vermitteln, dass unsere Art zu denken maßgeblich die Bewältigung schwieriger Situationen beeinflusst. Für das Finden der »Sonnengedanken« brauchen die Kinder in der Regel zunächst aktive Unterstützung. Aus unserer Erfahrung ist eine konstante Erinnerung (»Was war das jetzt gerade für ein Gedanke? Ja, genau, ein Wolkengedanke! Super erkannt! Jetzt müssen wir schnell einen Sonnengedanken finden. Hast du eine Idee?«) zunächst eine wichtige Voraussetzung für die Sensibilisierung der Kinder. Diese Erinnerung sollte nach Möglichkeit auch im Alltag – auf Station durch das Personal oder zu Hause durch die Eltern – stattfinden. Nach einer entsprechenden Lernzeit sind die Kinder dann zunehmend selbstständig dazu in der Lage, dysfunktionale Gedanken zu erkennen und entsprechend zu bewerten.

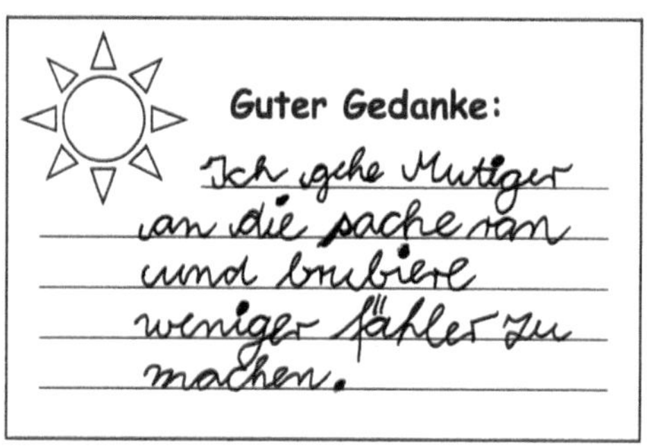

Abbildung 4.8 Beispiel für einen Sonnengedanken

Beispiel

Dialog Therapeutin – Kinder beim Einführen der Sonnen- und Wolkengedanken

Th:	[*zu den Kindern*] Heute machen wir etwas Neues. Heute geht es um Gedanken. Wisst ihr, was Gedanken sind?
Liv:	Das ist das, was man im Kopf denkt.
Th:	Genau, klasse! Können andere unsere Gedanken hören?
Sebastian:	Nein, das ist nur im Kopf drinne und es ist wie ein Satz.

▶

Th:	Sehr gut erklärt! Jetzt passt auf. Man kann etwas denken, und danach ist man glücklicher. Gedanken, die einen noch glücklicher machen oder weniger traurig oder weniger wütend, die nennen wir Sonnengedanken. Also was sind Sonnengedanken?
Finja:	Man denkt einen Sonnengedanken und dann bin ich nicht mehr so wütend. Geht's mir dann besser?
Th:	Ja genau, Finja. Dann geht es einem besser. Die muntern einen auf. Blöderweise gibt es aber auch Gedanken, die machen, dass es einem schlechter geht. Die machen einen noch trauriger oder wütender oder ängstlicher. Habt ihr eine Idee, wie die heißen? Wenn die guten Gedanken Sonnengedanken heißen?
Lukas	Ähm vielleicht Gewittergedanken?
Th:	Das ist eine klasse Idee, Lukas, so ähnlich! Was denkt ihr, wie heißen die schlechten Gedanken?
Mats:	Wintergedanken?
Th:	Ihr habt wirklich coole Einfälle! Also wir haben sie Wolkengedanken genannt. Wolkengedanken sind die blöden Gedanken und die guten sind die Sonnengedanken. Also, ich mache noch mal ein Beispiel: Der Fritz hat Angst vor Katzen. Er geht in den Garten und sieht da eine Katze. Jetzt könnte er denken: »Oh je, die ist total gefährlich und hat scharfe Zähne und Krallen. Gleich springt sie auf mich und beißt mich schlimm!« Wenn der Fritz das denkt, wird seine Angst da kleiner oder größer?
Felix:	Größer!
Th:	Genau! Die Angst wird viel größer, wenn er das denkt! Super erkannt! Und was ist das dann für ein Gedanke, wenn die Angst dadurch größer wird?
Lukas:	Ein Wolkengedanke.
Th:	Genau richtig! Ihr seid ja spitze. Jetzt könnte der Fritz aber auch denken: »Ach, die olle Katze sitzt da bequem in der Sonne, die interessiert sich gar nicht für mich, und außerdem bin ich viiiiel stärker!« Was meint ihr, wird die Angst kleiner oder größer, wenn der Fritz das denkt?
Finja:	Kleiner! Das ist ein Sonnengedanke.
Th:	Ganz genau richtig, spitze!

Das **Plakat** gestalten wir wie in Abbildung 4.9 dargestellt. Am Ende, nachdem die »Sonnengedanken« darauf geklebt worden sind, verwandeln wir den Mund in ein Lächeln. Die Visualisierung durch das schriftliche Festhalten der Gedanken unterstützt insbesondere Kinder mit ADHS. Die Gestaltung des Plakates ist aber auch eine Würdigung der Anstrengungen der Kinder und kann am Ende der Stunde stolz den Eltern präsentiert werden.

Den »Mutmachspruch« verwenden wir nur bei jüngeren Kindern, da die älteren ihn uncool finden. Die jüngeren dagegen lieben ihn und können ihn schnell auswendig.

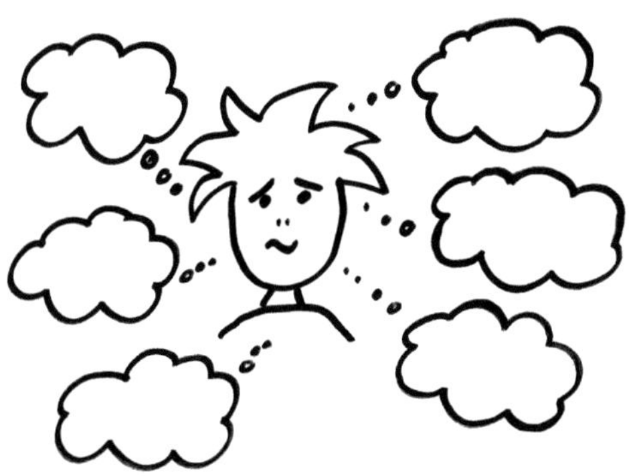

Abbildung 4.9 Plakat-Gestaltung für die kognitive Arbeit

4.9.3 Selbsteinschätzung und Abschluss

Selbsteinschätzung

AB 3

Jedes Kind schätzt sich selbst auf seinem Selbsteinschätzungsbogen (AB 3) ein und erhält eine entsprechende Fremdeinschätzung von den Therapeutinnen.

Schatzkiste und Abschluss

AB 1+2

Die Kinder, die mindestens noch einen Smiley haben, dürfen in die Schatzkiste greifen (Belohnung). Gemeinsam wird entschieden, ob eine Geschichte vorgelesen, eine Entspannungsübung oder Spiel gemacht wird. Währenddessen füllt eine der Therapeutinnen die Rückmeldebögen (AB 1 oder 2) aus, die sich die Kinder anschließend abholen dürfen oder zu Beginn der nächsten Stunde ausgeteilt werden.

4.9.4 Elternarbeit

Gemeinsame Zusammenfassung und Erläuterung der Kinderstunde

Die Kinder berichten den Eltern mit Unterstützung der Therapeutinnen, was sie in der Stunde gemacht haben. Die Therapeutinnen erläutern den Hintergrund. Die Übungsaufgabe der Kinder wird erklärt und um aktive Unterstützung durch die Eltern gebeten.

Besprechung der Eltern-Hausaufgabe

Die Eltern berichten von den Inhalten und Erfahrungen der letzten Eltern-Hausaufgabe und tauschen sich, angeleitet durch die Therapeutinnen, aus. Positive Aspekte werden von den Therapeutinnen hervorgehoben und verstärkt.

Thema und Ziele der Elternarbeit in dieser Stunde

Dysfunktionale und funktionale Kognitionen. Die Eltern lernen, dass unsere Gefühle und Reaktionen auch durch unsere Gedanken beeinflusst werden. Dabei gibt es dysfunktionale und funktionale Kognitionen. Zunächst ist es wichtig, die dysfunktionalen Kognitionen als solche zu erkennen (Identifikation), um sie dann in funktionalere umwandeln zu lernen (Modifikation/Umstrukturierung). Anhand von Beispielen wird verdeutlicht, dass diese Modifikation auch für den Erziehungsalltag sehr hilfreich sein kann. Aus unserer Erfahrung kommen viele Eltern mit den Begriffen »Sonnen- und Wolkengedanken« besser zurecht als mit den Termini funktionale und dysfunktionale Gedanken. Wir nennen die Begriffe explizit im Zusammenhang mit der Übergabe aus der Kinderstunde, lassen sie aber gern bestehen, wenn die Eltern sie von sich aus einsetzen.

AB 43

Hausaufgabe. Die Eltern schreiben auf, welche Gedanken ihnen häufig durch den Kopf gehen, wenn es wieder Schwierigkeiten mit ihrem Kind gibt (AB 43). Zwei Beispiele dazu auf Seite 114.

Erläuterungen und Hinweise

Die Grundzüge kognitiver Interventionen vermitteln wir den Eltern in vereinfachter Form, und zwar anhand des ABC-Modells nach Ellis. Für die Eltern sind diese Erläuterungen oft ein echtes Aha-Erlebnis. Abbildung 4.10 zeigt ein erstes Beispiel, das in der Stunde auf einem Plakat visualisiert wird.

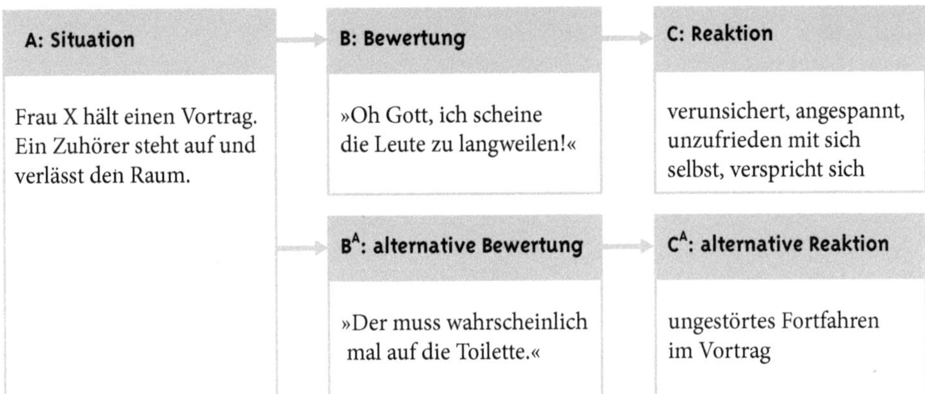

Abbildung 4.10 Beispiele für funktionale und dysfunktionale Gedanken

Didaktisch gehen wir so vor, dass nach Beschreibung der Situation erst die beiden Reaktionen geschildert und mit der Frage verbunden werden: »Warum reagieren zwei Personen in derselben Situation völlig unterschiedlich?« Antwort ist: Es liegt an der unterschiedlichen Art der Bewertung.

Dann erarbeiten wir gemeinsam folgendes Beispiel mit den Eltern:

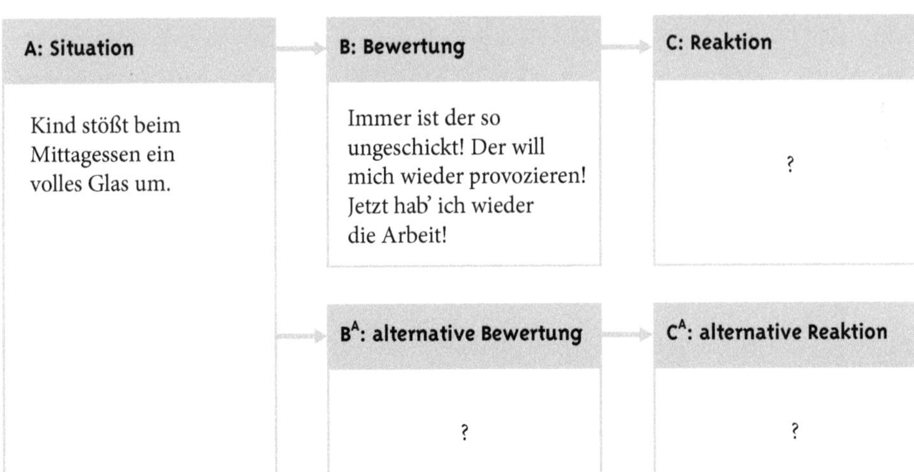

Abbildung 4.11 Beispiel aus dem Familienalltag

Falls auch einige Kinder mit internalisierender Problematik in der Gruppe sind, kann man noch folgendes Beispiel hinzunehmen: »*Situation:* Kind traut sich nicht, einem ihm neu vorgestellten Erwachsenen die Hand zu geben und sagt nichts. *Bewertung:* Das ist ja so peinlich, jetzt ist er doch schon neun Jahre alt und stellt sich immer noch so an! Was soll bloß aus ihm werden?!«

Beispiel

Beispiel 1. An der Gruppe nimmt die 11-jährige Lisa teil. Sie leidet an einer ausgeprägten ADHS, die medikamentös behandelt wird. Erschwerend kommt ein sehr inkonsequenter und nachgiebiger Erziehungsstil ihrer Eltern hinzu, was erhebliche oppositionelle Verhaltensweisen zur Folge hat. Der Vater selbst scheint von einer ADHS betroffen zu sein. In der Schule hat Lisa große Schwierigkeiten, das Lernen fällt ihr sehr schwer, zudem wurde eine Dyskalkulie diagnostiziert. Ihre Eltern notieren bei der Eltern-Hausaufgabe »Wenn es viele Probleme mit meinem Kind gibt, neige ich dazu, Folgendes zu denken«: »Sie ist so schwierig! Sie ist so respektlos und provoziert uns ständig. Wie soll sie im Leben zurecht kommen? Hoffentlich schafft sie die Schule! Wir haben langsam keine Kraft mehr für diesen ewigen Kampf im Alltag. Warum muss sie diese blöde Krankheit haben? Warum feinden uns so viele wegen des Medikaments an? Warum kriegen wir das mit der Konsequenz nicht hin und geben ihr immer wieder nach?«

Beispiel 2. Der 9-jährige Benedikt ist schüchtern, leidet unter Ängsten und Zwängen. In der Schule ist er gut und auch beliebt, setzt sich aber selber unter Druck. Sein Vater schreibt bei der Eltern-Hausaufgabe: »Ich traue mich fast nicht, es hier zu schreiben, aber manchmal denke ich: Es ist mir peinlich, dass er bei anderen so schüchtern ist und kein Wort sagt. Und dass er als Junge so viel Angst hat, ich frage mich: Wie soll der mal im Leben bestehen? Er kann sich doch gar nicht durchsetzen. Ich frage mich auch, ob meine Frau ihn verzärtelt und ob wir nicht mal härter mit ihm sein müssten.« Seine Mutter schreibt: »Benedikt ist so sensibel, so war ich auch immer. Ich denke manchmal, vielleicht bin ich ja schuld an seinen Schwierigkeiten, er hat's geerbt von mir oder ich war zu nachgiebig mit ihm, als er klein war? Es belastet mich auch, dass mein Mann ihn so wenig versteht. Je mehr Druck er ihm macht, desto mehr beschütze ich ihn. Und was ist, wenn die Zwänge immer stärker werden? Und ich habe Angst, dass er mal in die Klinik muss.«

Abschluss

Eltern und Kindern wird am Ende für ihre Teilnahme und ihren Einsatz gedankt. Die Therapeutinnen verabschieden sich damit, dass sie sich auf die nächste Stunde freuen, und achten darauf, dass niemand der Teilnehmer seine Arbeitsmappe vergisst.

4.10 Modul (4) Kognitionen: Funktionale und dysfunktionale Kognitionen (II)

Übersicht

Übersicht zur Therapiestunde Funktionale und dysfunktionale Gedanken (II)

(1) Einführung
- Begrüßung, ggf. Aufnahme neuer Teilnehmer, Zuständigkeit Ablaufplakat
- Rückmeldebogen
- Übungsaufgabe besprechen

(2) Aktuelle Interventionen und Übungsaufgabe
- Rollenspiel 1: »Marie denkt« (Arbeitsblatt 44) Kognitive Umstrukturierung: »Gute Gedanken« (Arbeitsblatt 40)
- Neue Übungsaufgabe: »Gedankendetektiv« (Arbeitsblatt 45)

(3) Selbsteinschätzung und Abschluss
- Selbsteinschätzungsbogen
- Schatzkiste
- Spiel

(4) Elternarbeit
- Zusammenfassung der Kinderstunde
- Besprechung der Eltern-Hausaufgabe
- Erläuterungen und neue Eltern-Hausaufgabe: »Hilfreiche Gedanken« (Arbeitsblatt 46), »Elterninformation zum Einfluss von Gedanken« (Arbeitsblatt 47)

(5) Benötigte Materialien
- Stifte, Scheren, Tesafilm
- Plakat mit Kopf und Gedankenblasen (wie in Abschnitt 4.9)
- Arbeitsblätter 1 bis 5, 40, 44 bis 47

4.10.1 Einführung

Begrüßung

Die Kinder werden begrüßt. Die Begrüßung (und damit der Beginn der Stunde) sollte für alle Kinder deutlich zu erkennen sein und der Aufmerksamkeitsfokussierung dienen. Als Hilfsmittel können ein akustisches Signal oder eine Stilleminute eingesetzt werden. Falls ein neues Kind dabei ist, werden die (alle oder die wichtigsten) Regeln gemeinsam durchgegangen; das neue Kind bekommt eine Mappe, einen Rückmeldebogen, das Blatt mit den Regeln (AB 5) und das Stempelblatt (AB 4). Ein Kind ist zuständig, den Zeiger auf dem Plakat »Ablauf« auf den jeweiligen Programmpunkt zu schieben. AB 4 + 5

Rückmeldebogen

AB 1

Jedes Kind liest die Einträge der letzten Stunde auf seinem Rückmeldebogen (AB 1) vor. Die anderen Kinder werden zum Zuhören angeleitet. Die Kinder werden ermutigt, auf das, was sie noch besser machen können, in der folgenden Therapiestunde zu achten. Im Laufe der Stunde können die Therapeutinnen durch einfache Gesten oder einen kurzen verbalen Hinweis immer wieder auf das Ziel Bezug nehmen, um die Kinder an ihre Aufgabe zu erinnern.

Übungsaufgabe besprechen

Jedes Kind stellt seine Übungsaufgabe kurz in der Gruppe vor. Jeder, der die Übungsaufgabe erledigt hat, erhält einen Stempel auf das Stempelblatt. Besonders positive Aspekte werden lobend hervorgehoben.

4.10.2 Aktuelle Interventionen und Übungsaufgabe

Thema und Ziele der Stunde

Die Identifikation dysfunktionaler Kognitionen und ihre Modifikation werden vertieft und im Rollenspiel emotional erlebbar gemacht. Der Transfer in den Alltag der Kinder soll gefördert werden.

Rollenspiel. Die Therapeutinnen machen ein Rollenspiel vor, in leistungsstarken Gruppen können die Kinder das Rollenspiel auch nach Instruktion selbst spielen: Marie wird im Sportunterricht von zwei Jungen geärgert. Der Lehrer merkt das nicht, Marie sagt ihm nichts. Fragen an die Kinder nach dem Rollenspiel:

AB 44

- Wie fühlt sich Marie? Woran erkennt man das? Warum fühlt sie sich so?
- Was denkt Marie? Jedes Kind bekommt einige Zettel (AB 44) und füllt sie aus; danach stellt jedes Kind dann seine Zettel in der Gruppe vor und heftet sie auf das Plakat. Gemeinsam wird überlegt, welches gute und welches schlechte Gedanken sind; das entsprechende Symbol (Wolke oder Sonne) wird auf die Karten gemalt.
- Gemeinsam wird zusätzlich überlegt, mit welchen dieser Gedanken welche Gefühle einhergehen. Diese werden auf den Karten notiert.

AB 40

Kognitive Umstrukturierung. Gemeinsam werden jetzt gute Alternativgedanken (funktionalere Kognitionen) entwickelt, auf die entsprechenden Kärtchen geschrieben (AB 40) und auf das Plakat geheftet. Das Rollenspiel wird erneut gespielt, diesmal von den Kindern unter Zuhilfenahme der guten Gedanken und mit konstruktivem Ende. Reflektiert werden auch die veränderten Gefühle von Marie.

Weitere Vorschläge für Rollenspiele (strukturell gleiches Vorgehen wie beim ersten Rollenspiel):

- Peter soll vor seiner Klasse ein Buch vorstellen. Am Abend vorher ist er so aufgeregt, dass er anfängt zu weinen und Bauchweh bekommt.
- Lara hat große Probleme im Rechtschreiben. Sie macht viele Fehler im Diktat. Ein anderes Mädchen in der Klasse sagt zu ihr, dass sie zu doof ist, um richtig zu schreiben.

- Jessica kommt von der Schule nach Hause. Ihre Mutter fängt direkt an, mit ihr zu schimpfen, denn die Schule hat angerufen und ihr mitgeteilt, dass Jessica wieder einmal ein anderes Mädchen auf dem Schulhof gehauen hat.

Altersgruppe 7–10 Jahre: Der »Mutmachspruch« (AB 41) wird gemeinsam aufgesagt.

Neue Übungsaufgabe. Arbeitsblatt 45 »Gedankendetektiv« wird anhand eines kleinen Beispiels erklärt.

AB 41 + 45

Erläuterungen und Hinweise

Die Rollenspiele sind lediglich Vorschläge. Wenn die Kinder das Prinzip der kognitiven Umstrukturierung verstanden haben, sollte man weitere Rollenspiele anhand konkreter Situationen aus dem Leben der beteiligten Kinder spielen (»Wem fällt eine Situation aus der letzten Woche ein, in der er einen Wolken-/Sonnengedanken hatte?«). Je näher an der Realität, desto höher die Chance auf einen Transfer in den Alltag. Wenn die Kinder selbst Schwierigkeiten haben, solche Situationen aus ihrem Leben zu beschreiben, so lassen wir uns entsprechende Situationen von den Eltern bzw. Betreuern schildern.

Bei der Übungsaufgabe (s. Abb. 4.12) sollten die Eltern die Kinder unterstützen, zumindest bei jüngeren bzw. nicht so leistungsstarken Kindern. Da die Eltern häufig nicht wissen, auf welche Situationen sie die Aufgabe anwenden sollen, geben wir als Tipp, eine Situation zu wählen, in der das Kind besonders emotional reagiert hat. Das Blatt sollte erst ausgefüllt werden, wenn sich das Kind wieder beruhigt hat und mit etwas Distanz die Situation reflektieren kann. Wir haben das Arbeitsblatt immer mindestens dreimal kopiert zum mehrfachen Einsatz, damit ein Übungseffekt entstehen kann.

Situation	*schlechte Gedanken*	*gute Gedanken*
Ich habe gelogen weil niemand wissen sollte was ich getan habe. = traurig = geschämt	Ich dachte, dass meine Muttter mich nicht mehr lieb hat.	Meine Mutter hilft mir aus schlimmen Situationen.

Abbildung 4.12 Beispiel der Übungsaufgabe zur kognitiven Umstrukturierung

Schwierige Therapiesituationen

Was tun, wenn ein Kind keine funktionalen Kognitionen findet?
Grundsätzlich ist uns bei den Übungen zur kognitiven Umstrukturierung wichtig, dass funktionalere Kognitionen gemeinsam in der Gruppe entwickelt werden und damit automatisch nicht die Einzelleistung eines Kindes im Vordergrund steht. Die Therapeutinnen nehmen eine sehr aktive und unterstützende Haltung ein. Es soll nicht die Atmosphäre einer schulischen Leistungsabfrage und -bewertung entstehen. Auch qualitativ vermeintlich weniger gute Antworten werden positiv gewürdigt und wenn möglich entsprechend neu eingeordnet.

Beispiel: Als »Sonnengedanke« für die gehänselte Marie (s. Rollenspiel oben) schlägt Tobias vor: »Das macht ihr nichts, weil sie morgen Geburtstag hat!« Die Therapeutin begrüßt seine Idee und kommentiert: »Du meinst, sie lässt sich nicht runterziehen, weil sie etwas hat, worauf sie sich freuen kann, ja?«

Zudem ist es wichtig zu überlegen, *warum* ein Kind Schwierigkeiten hat, funktionalere Kognitionen zu entwickeln. Zum einen gibt es Kinder, die hier an ihre intellektuellen Leistungsgrenzen stoßen. Für diese Kinder ist es wichtig, einfache positive Umstrukturierungen zu finden und nicht übermäßig differenziert sein zu wollen. Dann gibt es depressive Kinder/Jugendliche, die aufgrund ihrer Erkrankung nicht glauben können, dass ihnen »irgendetwas jemals« helfen könnte. Bei diesen Kindern ist es wichtig, weder vorwürflich zu werden (»Wenn du das nicht mal ausprobieren willst, dann wird es wirklich nicht besser!«) noch sich von ihrer Hoffnungslosigkeit anstecken zu lassen (»Dann weiß ich langsam auch nicht mehr, was dir noch helfen kann ...«). Die hilfreichste therapeutische Haltung ist, ihre Sorge zu würdigen, aber gleichzeitig Zuversicht zu vermitteln und aktiv zum Ausprobieren zu motivieren (»Ich weiß, dass du dir im Moment gar nicht vorstellen kannst, dass dir etwas hilft. Ich weiß aber von anderen Kindern, denen es nicht gut ging, dass ihnen diese Sonnengedanken geholfen haben. Ich denke, es ist einen Versuch wert, und du kannst ja ausprobieren, wie du damit zurechtkommst.«).

4.10.3 Selbsteinschätzung und Abschluss

Selbsteinschätzung

AB 3

Jedes Kind schätzt sich selbst ein auf seinem Selbsteinschätzungsbogen (AB 3) und erhält eine entsprechende Fremdeinschätzung von den Therapeutinnen.

Schatzkiste und Abschluss

AB 1

Die Kinder, die mindestens noch einen Smiley haben, dürfen in die Schatzkiste greifen (Belohnung). Gemeinsam wird entschieden, ob eine Geschichte vorgelesen, eine Entspannungsübung oder Spiel gemacht wird. Währenddessen füllt eine der Therapeutinnen die Rückmeldebögen (AB 1) aus, die sich die Kinder anschließend abholen dürfen oder zu Beginn der nächsten Stunde ausgeteilt werden.

4.10.4 Elternarbeit

Gemeinsame Zusammenfassung und Erläuterung der Kinderstunde
Die Kinder berichten den Eltern mit Unterstützung der Therapeutinnen, was sie in der Stunde gemacht haben. Die Therapeutinnen erläutern den Hintergrund. Die Übungsaufgabe der Kinder wird erklärt und ggf. um aktive Unterstützung durch die Eltern gebeten.

Besprechung der Eltern-Hausaufgabe
Die Eltern berichten von den Inhalten und Erfahrungen der letzten Eltern-Hausaufgabe und tauschen sich, angeleitet durch die Therapeutinnen, aus. Positive Aspekte werden von den Therapeutinnen hervorgehoben und verstärkt.

Thema und Ziele der Elternarbeit in dieser Stunde
Anhand der von den Eltern aufgeschriebenen Kognitionen (Hausaufgabe der letzten Stunde) wird der Zusammenhang zwischen diesen Kognitionen, den damit verbundenen Emotionen und deren Bedeutung für die Beziehung zwischen Eltern und Kind herausgearbeitet. Die Unterscheidung zwischen dysfunktionalen und funktionalen Kognitionen wird daran illustriert und die Eltern versuchen anhand von Arbeitsblatt 47 »Elterninformation zum Einfluss von Gedanken«, funktionalere Kognitionen zu erarbeiten. AB 47

Erläuterungen und Hinweise
Für den Zusammenhang zwischen Kognitionen, Emotionen, Verhalten und Eltern-Kind-Beziehung verwenden wir die folgende Visualisierung:

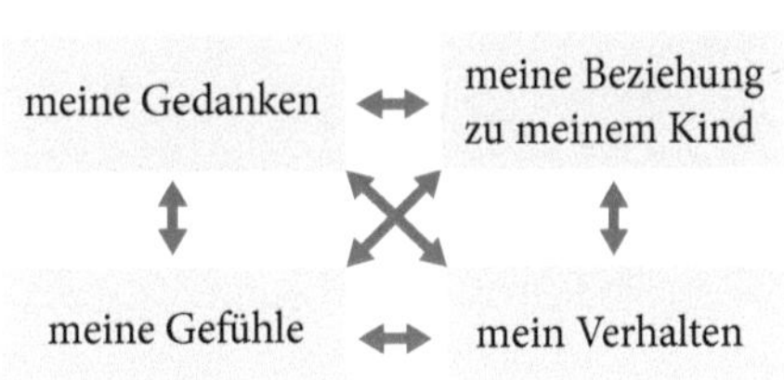

Abbildung 4.13 Zusammenhang zwischen Kognitionen, Emotionen, Verhalten und Eltern-Kind-Beziehung

Dabei fangen wir bei den »Gedanken« oben links an und erläutern die Zusammenhänge anhand eines Beispiels (z. B. Situation = Kind mit ADHS wirft ein Glas mit Saft um; Gedanke = »Der macht das doch absichtlich, so oft, wie dem das passiert!«; Gefühle = wütend, genervt, frustriert; Verhalten = Mutter wird laut und erteilt Fernsehverbot; Beziehung = Kind fühlt sich ungerecht behandelt und unverstanden, Mutter ist genervt von ihrem Kind, Kind erhält zu wenig positive Zuwendung etc.). Gemeinsam mit den Eltern können mehrere solcher Beispiele anhand ihrer Hausaufgabe erarbeitet werden.

Hausaufgabe. Die Eltern schreiben auf, welche funktionaleren Kognitionen sie zur Bewältigung ihrer familiären Schwierigkeiten (AB 46) entwickelt haben. Vom Austausch darüber (in der folgenden Stunde) profitieren die Eltern häufig ganz besonders. AB 46

Abschluss

Eltern und Kindern wird am Ende für ihre Teilnahme und ihren Einsatz gedankt. Die Therapeutinnen verabschieden sich damit, dass sie sich auf die nächste Stunde freuen, und achten darauf, dass niemand der Teilnehmer seine Arbeitsmappe vergisst.

4.11 Modul (4) Fremd- und Selbstwahrnehmung: Förderung der Fremdwahrnehmung

Übersicht

Übersicht zur Therapiestunde Förderung der Fremdwahrnehmung

(1) Einführung
- Begrüßung, ggf. Aufnahme neuer Teilnehmer, Zuständigkeit Ablaufplakat
- Rückmeldebogen
- Übungsaufgabe besprechen

(2) Aktuelle Interventionen und Übungsaufgabe
- Gruppenarbeit zur Fremdwahrnehmung: »Bild Nr. 1« (Arbeitsblatt 48), »Bild Nr. 2« (Arbeitsblatt 49), »Bild Nr. 3« (Arbeitsblatt 50)
- Neue Übungsaufgabe: »Ich versetze mich in andere hinein« (Arbeitsblatt 51)

(3) Selbsteinschätzung und Abschluss
- Selbsteinschätzungsbogen
- Schatzkiste
- Spiel

(4) Elternarbeit
- Zusammenfassung der Kinderstunde
- Besprechung der Eltern-Hausaufgabe
- Erläuterungen und neue Eltern-Hausaufgabe: »Ich versetze mich in andere hinein« (Arbeitsblatt 51 bzw. 52)

(5) Benötigte Materialien
- Stifte
- Arbeitsblätter 1, 3 bis 5, 48 bis 52

4.11.1 Einführung

Begrüßung

Die Kinder werden begrüßt. Die Begrüßung (und damit der Beginn der Stunde) sollte für alle Kinder deutlich zu erkennen sein und der Aufmerksamkeitsfokussierung dienen. Als Hilfsmittel können ein akustisches Signal oder eine Stilleminute eingesetzt werden. Falls ein neues Kind dabei ist, werden die (alle oder die wichtigsten) Regeln gemeinsam durchgegangen; das neue Kind bekommt eine Mappe, einen Rückmeldebogen, das Blatt mit den Regeln (AB 5) und das Stempelblatt (AB 4). Ein Kind ist zuständig, den Zeiger auf dem Plakat »Ablauf« auf den jeweiligen Programmpunkt zu schieben.

AB 4+5

Rückmeldebogen

Jedes Kind liest die Einträge der letzten Stunde auf seinem Rückmeldebogen (AB 1) vor. Die anderen Kinder werden zum Zuhören angeleitet. Die Kinder werden ermutigt,

AB 1 auf das, was sie noch besser machen können, in der folgenden Therapiestunde zu achten. Im Laufe der Stunde können die Therapeutinnen durch einfache Gesten oder einen kurzen verbalen Hinweis immer wieder auf das Ziel Bezug nehmen, um die Kinder an ihre Aufgabe zu erinnern.

Übungsaufgabe besprechen
Jedes Kind stellt seine Übungsaufgabe kurz in der Gruppe vor. Jeder, der die Übungsaufgabe erledigt hat, erhält einen Stempel auf das Stempelblatt. Besonders positive Aspekte werden lobend hervorgehoben.

4.11.2 Aktuelle Interventionen und Übungsaufgabe

Thema und Ziele der Stunde
Im Mittelpunkt steht die Förderung der Fremdwahrnehmung und Perspektivenübernahme, also des Sich-Hineinversetzens in den anderen (als wichtige Grundlage von Empathie). Dabei wird auch auf die bisher bereits bearbeiteten Themen Emotionen und Kognitionen zurückgegriffen und diese weiter vertieft.

AB 48–51 **Gruppenarbeit zur Fremdwahrnehmung.** Die Kinder bilden zwei Gruppen. Die eine Gruppe bearbeitet Arbeitsblatt 48 »Bild Nr. 1« und die andere Arbeitsblatt 49 »Bild Nr. 2« mit Unterstützung der Therapeutinnen. Jede Gruppe stellt anschließend ihr Arbeitsblatt in der ganzen Gruppe vor. Jedes Kind füllt dann eigenständig Arbeitsblatt 50 »Bild Nr. 3« aus; in der Gruppe wird das dritte Arbeitsblatt gemeinsam besprochen.

Erweiterung: Die Szenen werden im Rollenspiel dargestellt, wobei besonderer Wert auf die Gefühle und Gedanken der beteiligten Personen gelegt wird.

Neue Übungsaufgabe. Arbeitsblatt 51 »Ich versetze mich in andere hinein« wird gemeinsam von Kind und Familie ausgefüllt (s. Erläuterung bei der Eltern-Hausaufgabe).

Arbeitsblatt 48 | **Bild Nr. 1**

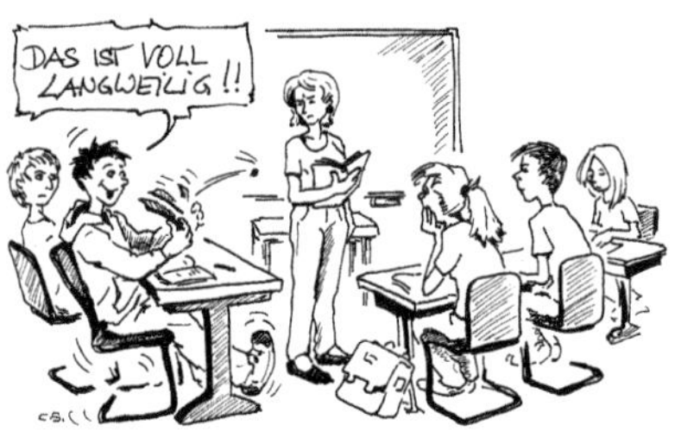

Beschreibe die Situation auf dem ersten Bild.

(1) Was denkt und was fühlt der Junge?

___

(2) Was denken und was fühlen seine Mitschüler?

___

(3) Was denkt und was fühlt die Lehrerin? Wie wird sie reagieren?

___

Erläuterungen und Hinweise
Der Versuch, diese Übungen als Teamarbeit zu gestalten, ist häufig schwierig; natürlich kann man die Blätter auch von den Kindern einzeln ausfüllen lassen. Es sollte Wert darauf gelegt werden, dass die Antworten der Kinder nicht zu oberflächlich ausfallen.

4.11.3 Selbsteinschätzung und Abschluss

Selbsteinschätzung

Jedes Kind schätzt sich selbst ein auf seinem Selbsteinschätzungsbogen (AB 3) und erhält eine entsprechende Fremdeinschätzung von den Therapeutinnen. AB 3

Schatzkiste und Abschluss

Die Kinder, die mindestens noch einen Smiley haben, dürfen in die Schatzkiste greifen (Belohnung). Gemeinsam wird entschieden, ob eine Geschichte vorgelesen, eine Entspannungsübung oder Spiel gemacht wird. Währenddessen füllt eine der Therapeutinnen die Rückmeldebögen (AB 1) aus, die sich die Kinder anschließend abholen dürfen oder zu Beginn der nächsten Stunde ausgeteilt werden. AB 1

4.11.4 Elternarbeit

Gemeinsame Zusammenfassung und Erläuterung der Kinderstunde

Die Kinder berichten den Eltern mit Unterstützung der Therapeutinnen, was sie in der Stunde gemacht haben. Die Therapeutinnen erläutern den Hintergrund. Die Übungsaufgabe der Kinder wird erklärt und ggf. um aktive Unterstützung durch die Eltern gebeten.

Besprechung der Eltern-Hausaufgabe

Die Eltern berichten von den Inhalten und Erfahrungen der letzten Eltern-Hausaufgabe und tauschen sich, angeleitet durch die Therapeutinnen, aus. Positive Aspekte werden von den Therapeutinnen hervorgehoben und verstärkt.

Thema und Ziele der Elternarbeit in dieser Stunde

Den Eltern wird das Konzept der Fremdwahrnehmung als eine wichtige Grundlage für Empathie und soziales Verhalten erläutert. In der Förderung einer guten Fremdwahrnehmung sind die Eltern Rollenmodell für ihr Kind. Je besser Eltern die Gefühle, Gedanken und Bedürfnisse ihres Kindes wahrnehmen, desto einfühlsamer und kindgerechter können sie erziehen.

Erläuterungen und Hinweise

Eine gute Fremdwahrnehmung umfasst die richtige Erfassung und Interpretation der Emotionen, Kognitionen und Intentionen eines Gegenübers. Sowohl Kinder mit externalisierenden als auch diejenigen mit internalisierenden Störungen zeigen hier Wahrnehmungsverzerrungen, wie im Theorieteil beschrieben. Für die Eltern kann es hilfreich sein, entsprechende Beispiele zu geben (am besten von den Kindern bekannte oder in der Gruppentherapie beobachtete!) und sie zu fragen, ob sie Ähnliches schon bei ihrem Kind oder sich selbst beobachten konnten. Wir greifen dazu das den Eltern bereits bekannte ABC-Schema wieder auf und wandeln es leicht um. Hier einige Vorschläge für Beispiele zur Bedeutung der Fremdwahrnehmung, am Flipchart visualisiert:

A: Situation	B: Wahrnehmung eines ADHS-Kindes	C: Reaktion
Ein Kind rempelt Michelle aus Versehen auf dem Schulhof an, weil es selber geschubst wurde.	Michelle denkt, dass das Kind sie absichtlich angreifen wollte.	Michelle schubst zurück. Ein Streit entsteht.
	B^A: angemessene Wahrnehmung	**C^A: alternative Reaktion**
	Das andere Kind hat es nicht absichtlich gemacht.	Man gibt dem Kind eine Chance, sich zu entschuldigen.

A: Situation	B: Wahrnehmung eines ängstlichen Kindes	C: Reaktion
Die Lehrerin ist angespannt und etwas kurz angebunden.	Justin denkt, dass er etwas Falsches gesagt hat und die Lehrerin ihn nicht mehr mag.	Justin schämt sich und sagt gar nichts mehr im Unterricht.
	B^A: angemessene Wahrnehmung	**C^A: alternative Reaktion**
	Die Lehrerin ist aber heute nicht so gut drauf.	Hoffentlich hat sie morgen wieder bessere Laune ...

A: Situation	B: Wahrnehmung eines depressiven Kindes	C: Reaktion
Ein anderes Mädchen grüßt Lena nicht auf dem Schulhof.	Lena denkt, dass niemand sie mag.	Lena ist noch trauriger und einsamer und zieht sich weiter zurück.
	B^A: angemessene Wahrnehmung	**C^A: alternative Reaktion**
	Das Mädchen hat mich wohl nicht gesehen.	Ich spreche sie mal drauf an und kläre das.

Hausaufgabe. Arbeitsblatt 51 (bzw. 52 für Betreuer) »Ich versetze mich in andere hinein« ist eine gemeinsame Hausaufgabe von Eltern und Kind, ggf. auch Geschwistern. Es gibt zwei Möglichkeiten der Bearbeitung: Wenn es einen Streit zwischen Eltern(teil) und Kind gab, können beide Beteiligten in die jeweiligen Zeilen schreiben, wie sich der andere gefühlt und was er gedacht hat. Es können aber auch Situationen aus der Schule oder dem familiären Alltag reflektiert werden, in denen das Verhalten des Kindes oder aber eines Elternteils problematisch war. Für Kinder in Einrichtungen oder Kliniken haben wir eine entsprechende Variante des Arbeitsblatts erstellt (AB 52).

AB 51 + 52

Die Elternhausaufgabe dient zur Reflexion des eigenen elterlichen Verhaltens. Außerdem unterstützen die Eltern die Kinder in der Selbstreflexion. Hier ist ein Beispiel der Elternhausaufgabe für die Situation, als Mutter und Kind sich wegen der Hausaufgaben gestritten haben:

Was war in der schwierigen Situation los? Wie habe ich mich verhalten?	Wie ging es meinem Gegenüber? Wie hat er/sie sich gefühlt? Was hat er/sie gedacht?
Kind/Jugendlicher Mama und ich hatten Streit, weil ich nicht mit den Hausaufgaben angefangen habe. Wir haben uns angeschrien.	Mama hat sich geärgert und war genervt und auch traurig. Sie denkt: »Warum fängt er nicht einfach an? Er macht nicht, was er soll. Er nervt.«
Mutter Justus hat wieder diskutiert und nicht mit den Hausaufgaben angefangen. Ich habe ihn angeschrien und gesagt, er geht mir furchtbar auf die Nerven.	Justus hat sich erschrocken, als ich ihn so angeschrieben habe. Wahrscheinlich war er auch verletzt, weil ich ihn beleidigt habe. Das tut mir dann auch leid! Er denkt vielleicht: »Ich habe keine Lust auf Hausaufgaben. Die Mama nervt!«.

Abschluss

Eltern und Kindern wird am Ende für ihre Teilnahme und ihren Einsatz gedankt. Die Therapeutinnen verabschieden sich damit, dass sie sich auf die nächste Stunde freuen, und achten darauf, dass niemand der Teilnehmer seine Arbeitsmappe vergisst.

4.12 Modul (5) Fremd- und Selbstwahrnehmung: Förderung der Selbstwahrnehmung

Übersicht

Übersicht zur Therapiestunde Förderung der Selbstwahrnehmung

(1) Einführung
- Begrüßung, ggf. Aufnahme neuer Teilnehmer, Zuständigkeit Ablaufplakat
- Rückmeldebogen
- Übungsaufgabe besprechen

(2) Aktuelle Interventionen und Übungsaufgabe
- Gruppenarbeit zum Thema Selbstwahrnehmung: »Wie wirke ich auf andere Menschen?« (Arbeitsblatt 53), Plakat
- Neue Übungsaufgabe: »… und wie wirken andere Menschen auf mich?« (Arbeitsblatt 54)

(3) Selbsteinschätzung und Abschluss
- Selbsteinschätzungsbogen
- Schatzkiste
- Spiel

(4) Elternarbeit
- Zusammenfassung der Kinderstunde
- Besprechung der Eltern-Hausaufgabe
- Erläuterungen und neue Eltern-Hausaufgabe: »Elterninformation zur Selbstwahrnehmung« (Arbeitsblatt 55)

(5) Benötigte Materialien
- Stifte, Tesafilm, Scheren
- Plakat mit drei Abschnitten (oder drei kleine Plakate): (1) Womit mache ich andere glücklich, (2) Womit mache ich andere traurig, (3) Womit mache ich andere wütend
- Arbeitsblätter 1, 3 bis 5, 53 bis 55

4.12.1 Einführung

Begrüßung

Die Kinder werden begrüßt. Die Begrüßung (und damit der Beginn der Stunde) sollte für alle Kinder deutlich zu erkennen sein und der Aufmerksamkeitsfokussierung dienen. Als Hilfsmittel können ein akustisches Signal oder eine Stilleminute eingesetzt werden. Falls ein neues Kind dabei ist, werden die (alle oder die wichtigsten) Regeln gemeinsam durchgegangen; das neue Kind bekommt eine Mappe, einen Rückmeldebogen, das Blatt mit den Regeln (AB 5) und das Stempelblatt (AB 4). Ein Kind ist zuständig, den Zeiger auf dem Plakat »Ablauf« auf den jeweiligen Programmpunkt zu schieben.

AB 4 + 5

Rückmeldebogen

Jedes Kind liest die Einträge der letzten Stunde auf seinem Rückmeldebogen (AB 1) vor. Die anderen Kinder werden zum Zuhören angeleitet. Die Kinder werden ermutigt, auf das, was sie noch besser machen können, in der folgenden Therapiestunde zu achten. Im Laufe der Stunde können die Therapeutinnen durch einfache Gesten oder einen kurzen verbalen Hinweis immer wieder auf das Ziel Bezug nehmen, um die Kinder an ihre Aufgabe zu erinnern.

AB 1

Übungsaufgabe besprechen

Jedes Kind stellt seine Übungsaufgabe kurz in der Gruppe vor. Jeder, der die Übungsaufgabe erledigt hat, erhält einen Stempel auf das Stempelblatt. Besonders positive Aspekte werden lobend hervorgehoben.

4.12.2 Aktuelle Interventionen und Übungsaufgabe

Thema und Ziele der Stunde

Ziel der Stunde ist die Reflexion und Verbesserung der Selbstwahrnehmung: die Wirkung des eigenen Verhaltens auf andere und die Wirkung des Verhaltens anderer auf einen selbst. Dies wird insbesondere bezogen auf vier Basisemotionen (glücklich, traurig, wütend, ängstlich) bearbeitet.

Kleingruppenarbeit zum Thema Selbstwahrnehmung. Es werden zwei Gruppen gebildet.

- Gruppe 1 sammelt und notiert gemeinsam Antworten auf die Frage »Womit mache ich andere Menschen glücklich?«
- Gruppe 2 sammelt und notiert gemeinsam Antworten auf die Frage »Womit mache ich andere Menschen traurig?«

Die Antworten werden auf den entsprechenden Abschnitten von Arbeitsblatt 53 »Wie wirke ich auf andere Menschen?« notiert (dazu wird das Arbeitsblatt zerschnitten). Im Plenum werden die Zettel vorgestellt und auf ein Plakat geklebt.

AB 53

Gemeinsam wird die Frage beantwortet »Womit mache ich andere Menschen wütend?« (ebenfalls auf dem entsprechenden Abschnitt von Arbeitsblatt 53, die Zettel werden dann auch auf das Plakat geklebt).

Neue Übungsaufgabe. Arbeitsblatt 54 »... und wie wirken andere Menschen auf mich?« wird anhand einiger Beispiele erläutert.

AB 54

Erläuterungen und Hinweise

Beim Ausfüllen der Arbeitsblätter 53 und 54 ist es wichtig, dass die Kinder diese Fragen nicht nur »allgemein« reflektieren, sondern auf ihre eigenen Erfahrungen mit ihrem sozialen Umfeld beziehen (Familie, Gleichaltrige, Schule). Wenn die Gruppe in ihrer Zusammensetzung für Kleingruppenarbeit nicht geeignet ist, so kann jedes Kind auch für sich Arbeitsblatt 53 bearbeiten. Wichtig ist, dass man innerhalb der Gruppe zu einem offenen Austausch über die Erfahrungen der Kinder kommt.

Fallbeispiel

Selbstwahrnehmung

Zur stationären kinderpsychiatrischen Behandlung wurde der 11-jährige Paul aufgenommen. Anlass waren aggressive Verhaltensweisen zuhause und in der Schule, außerdem erhebliche Leistungsprobleme. Zu Behandlungsbeginn gab Paul sich äußerst cool und unnahbar. Es wurde zunächst die Diagnose einer Hyperkinetischen Störung des Sozialverhaltens gestellt und die medikamentöse Behandlung mit Methylphenidat begonnen. Darunter zeigte sich schnell eine deutliche Verbesserung der Konzentrationsfähigkeit und Selbststeuerung, was zu einer Reduktion der ursprünglichen Symptomatik führte. Mehr und mehr zeigte sich dann im Verlauf der Psychotherapie ein sensibler, empathischer und liebenswürdiger Junge, der unter den sehr schwierigen familiären Bedingungen litt und sich einsam und minderwertig fühlte. In der FESKKO-Gruppe machte er begeistert mit, öffnete sich zunehmend und sorgte dafür, dass alle in der Gruppe freundlich und rücksichtsvoll miteinander umgingen. Die beiden Arbeitsblätter zum Thema Selbstwahrnehmung füllte er folgendermaßen aus:

Womit machen mich andere Menschen glücklich? »Mit Geschenken. Mit CDs. Wenn sie mein Freund werden wollen. Wenn sie mit mir spielen. Wenn sie nett mit mir sind. Mit Witzen. Wenn die Therapeutin mich lobt.«

Womit machen mich andere Menschen traurig? »Wenn sie mich beleidigen. Wenn sie mich anlügen. Wenn sie mich schlagen und treten. Wenn meine Freund nicht ok sind. Wenn meine Eltern sich streiten. Wenn meine Eltern mich anschreien. Wenn meine Eltern keine Zeit für mich haben. Wenn ich Playstationverbot kriege.«

Womit mache ich andere Menschen glücklich? »Wenn ich nett zu ihnen bin und nicht mehr aggro. Wenn ich ihnen Witze erzähle. Wenn ich in der Gruppe gut mitmache und auf Station. Wenn ich lustig bin. Wenn ich einem was schenke und mit ihm spiele. Wenn ich ein guter Freund bin, auf den man sich verlassen kann.«

Womit mache ich andere Menschen traurig? »Wenn ich sie disse. Und wenn ich sie beleidige, oder wenn ich ihre Familie beleidige. Wenn ich sie trete und haue.«

4.12.3 Selbsteinschätzung und Abschluss

Selbsteinschätzung

AB 3

Jedes Kind schätzt sich selbst ein auf seinem Selbsteinschätzungsbogen (AB 3) und erhält eine entsprechende Fremdeinschätzung von den Therapeutinnen.

Schatzkiste und Abschluss

Die Kinder, die mindestens noch einen Smiley haben, dürfen in die Schatzkiste greifen (Belohnung). Gemeinsam wird entschieden, ob eine Geschichte vorgelesen, eine Entspannungsübung oder Spiel gemacht wird. Währenddessen füllt eine der Therapeutinnen die Rückmeldebögen (AB 1) aus, die sich die Kinder anschließend abholen dürfen oder zu Beginn der nächsten Stunde ausgeteilt werden. AB 1

4.12.4 Elternarbeit

Gemeinsame Zusammenfassung und Erläuterung der Kinderstunde
Die Kinder berichten den Eltern mit Unterstützung der Therapeutinnen, was sie in der Stunde gemacht haben. Die Therapeutinnen erläutern den Hintergrund. Die Übungsaufgabe der Kinder wird erklärt und ggf. um aktive Unterstützung durch die Eltern gebeten.

Besprechung der Eltern-Hausaufgabe
Die Eltern berichten von den Inhalten und Erfahrungen der letzten Eltern-Hausaufgabe und tauschen sich, angeleitet durch die Therapeutinnen, aus. Positive Aspekte werden von den Therapeutinnen hervorgehoben und verstärkt.

Thema und Ziele der Elternarbeit in dieser Stunde
Ergänzend zum Konzept der Fremdwahrnehmung lernen die Eltern das Konzept der Selbstwahrnehmung anhand von einigen Beispielen kennen. Eine differenzierte und korrekte Selbstwahrnehmung ist ebenfalls wichtig für das soziale Verhalten. Grundlage ist die »Elterninformation zur Selbstwahrnehmung« (AB 55). AB 55
Hausaufgabe. Die Eltern (bzw. Betreuer) sollen in der kommenden Woche ihr Kind verstärkt beobachten und versuchen, hilfreiche Rückmeldungen zu geben, um eine angemessene Selbstwahrnehmung zu fördern. Beispiele für solche Rückmeldungen sollten in kurzen Rollenspielen demonstriert werden. Die Beobachtungen und Erfahrungen der Eltern werden kurz schriftlich am Ende der Elterninformation (AB 55) festgehalten.

Erläuterungen und Hinweise
Es ist wichtig, die in der Elterninformation (AB 55) erwähnte Art der detaillierten, verhaltensbezogenen, nicht vorwurfsvollen Rückmeldungen zur Förderung der Selbst- und Fremdwahrnehmung genau zu besprechen und in kleinen Rollenspielen vorzumachen. Man kann dazu auch gut Beispiele aus der Gruppentherapie selbst berichten, da diese Art der Rückmeldung durch die Therapeutinnen dort ja an der Tagesordnung ist (s. a. die »Rückmeldebögen« AB 1 und 2).

Abschluss
Eltern und Kindern wird am Ende für ihre Teilnahme und ihren Einsatz gedankt. Die Therapeutinnen verabschieden sich damit, dass sie sich auf die nächste Stunde freuen, und achten darauf, dass niemand der Teilnehmer seine Arbeitsmappe vergisst.

4.13 Modul (5) Fremd- und Selbstwahrnehmung: Identität

Übersicht

Übersicht zur Therapiestunde Identität

(1) Einführung
- Begrüßung, ggf. Aufnahme neuer Teilnehmer, Zuständigkeit Ablaufplakat
- Rückmeldebogen
- Übungsaufgabe besprechen

(2) Aktuelle Interventionen und Übungsaufgabe
- *Altersgruppe 11–13 Jahre*: »Ich« (Arbeitsblatt 56), Austausch in der Gruppe, Collage

(3) Selbsteinschätzung und Abschluss
- Selbsteinschätzungsbogen
- Schatzkiste
- Spiel

(4) Elternarbeit
- Zusammenfassung der Kinderstunde
- Besprechung der Eltern-Hausaufgabe
- Erläuterungen und neue Eltern-Hausaufgabe: »Verständnis?« (Arbeitsblatt 57)

(5) Benötigte Materialien
- Stifte, Scheren, Klebstoff, Collagenmaterialien
- Kamera
- Internetzugang und Drucker
- Arbeitsblätter 1, 3 bis 5, 56, 57

4.13.1 Einführung

Begrüßung

Die Kinder werden begrüßt. Die Begrüßung (und damit der Beginn der Stunde) sollte für alle Kinder deutlich zu erkennen sein und der Aufmerksamkeitsfokussierung dienen. Als Hilfsmittel können ein akustisches Signal oder eine Stilleminute eingesetzt werden. Falls ein neues Kind dabei ist, werden die (alle oder die wichtigsten) Regeln gemeinsam durchgegangen; das neue Kind bekommt eine Mappe, einen Rückmeldebogen, das Blatt mit den Regeln (AB 5) und das Stempelblatt (AB 4). Ein Kind ist zuständig, den Zeiger auf dem Plakat »Ablauf« auf den jeweiligen Programmpunkt zu schieben.

AB 4+5

Rückmeldebogen

Jedes Kind liest die Einträge der letzten Stunde auf seinem Rückmeldebogen (AB 1) vor. Die anderen Kinder werden zum Zuhören angeleitet. Die Kinder werden ermutigt,

auf das, was sie noch besser machen können, in der folgenden Therapiestunde zu achten. Im Laufe der Stunde können die Therapeutinnen durch einfache Gesten oder einen kurzen verbalen Hinweis immer wieder auf das Ziel Bezug nehmen, um die Kinder an ihre Aufgabe zu erinnern. AB 1

Übungsaufgabe besprechen
Jedes Kind stellt seine Übungsaufgabe kurz in der Gruppe vor. Jeder, der die Übungsaufgabe erledigt hat, erhält einen Stempel auf das Stempelblatt. Besonders positive Aspekte werden lobend hervorgehoben.

4.13.3 Aktuelle Interventionen und Übungsaufgabe

Thema und Ziele der Stunde
In dieser Stunde geht es um die Ergründung und Reflexion verschiedener Ich-Anteile, um den Austausch über die eigene Identität und um identitätsbezogene Wünsche und Sehnsüchte.
Durchführung. Jeder Teilnehmer bearbeitet in Ruhe Arbeitsblatt 56 »Ich«. In den Kreis in der Mitte schreibt jeder Jugendliche seinen Namen. Jeder stellt sein Arbeitsblatt dann in der Gruppe vor zwecks gemeinsamen Austauschs. Die Gedanken zu »So wäre ich gern« werden von jedem Teilnehmer kreativ in eine Collage umgesetzt. AB 56
Neue Übungsaufgabe. Die Collage kann zuhause fertig gemacht bzw. ergänzt werden.

Erläuterungen und Hinweise
Diese Stunde zum Thema »Identität« ist für jüngere Kinder in der Regel nicht geeignet. Wir führen sie etwa ab dem Alter von elf Jahren durch. Sie liefert häufig interessante diagnostische Erkenntnisse, die man in der Einzeltherapie gut nutzen und bearbeiten kann. Natürlich wird respektiert, wenn jemand nicht alle der vier Teile des Arbeitsblattes in der Gruppe vorstellen möchte.

Bei der Collage bieten wir den Jugendlichen auch an, Bilder aus dem Internet auszudrucken und selbst Bilder mit der Kamera aufzunehmen und auszudrucken.

Schwierige Therapiesituationen

Was tun, wenn alle Antworten eines Jugendlichen auf dem Arbeitsblatt stark depressiv gefärbt sind?
Die bereits in Kapitel 2 erwähnte Amelie, die depressiv erkrankt war, füllte das Arbeitsblatt »Ich« folgendermaßen aus (Auszüge):

So sehen meine Freunde mich: »Ich habe keine Freunde mehr. Niemand will etwas mit mir zu tun haben. Ich bin eine krasse Außenseiterin. Andere finden mich sehr uncool und peinlich.«

So sehen meine Eltern mich: »Für meine Eltern bin ich eine einzige Belastung. Wegen mir haben sie unglaubliche Sorgen. Sie schämen sich dafür, dass ich in der ▶

Klinik bin. Sie schämen sich dafür, dass ich keine Freunde mehr habe und in der Schule schlechter geworden bin. Ich schäme mich auch.«

Wir haben zunächst Amelies Empfindungen validiert in dem Sinne, dass wir verstehen, wie schlecht es einem gehen muss, wenn man diese Gedanken und Gefühle hat. Wir haben sie dann gefragt, ob sie sich in eine Zeit zurückversetzen könne, als es ihr noch gut ging. Sie gab an, dass es ihr zuletzt richtig gut ging, als sie zwölf Jahre alt war. Wir baten sie, aus der Sicht dieser fröhlichen Zwölfjährigen die drei Punkte zu beantworten. Darauf ließ Amelie sich erfreulicherweise ein. Sie schrieb: »Meine Freunde fanden damals, dass ich lustig, nett und eine gute Freundin bin. Meine Eltern haben oft gesagt, dass sie mich lieben und stolz auf mich sind und immer zu mir halten. Ich selbst fand mich ganz normal und in Ordnung, wie ich war (ich habe damals noch nicht so viel nachgedacht und gegrübelt wie heute). Ich verstehe nicht, warum ich heute so anders denke.« Wir haben ihr gedankt, dass sie zu dieser zusätzlichen Aufgabe bereit war, und ihre Antworten mit ihr in der Einzeltherapie vertieft besprochen.

Ein dissozialer Jugendlicher gab einmal an, dass er beim besten Willen nicht wisse, wie seine Freunde ihn sehen würden. Unseres Erachtens hatte er keine Lust, sich Gedanken zu machen. Wir antworteten ihm, das sei kein Problem; um herauszubekommen, wie seine Freunde ihn sehen, sei seine spezielle Übungsaufgabe, seine Freunde zu dieser Frage zu interviewen und ihre Antworten auf dem Blatt einzutragen. Er entschied sich dann, dass er doch eine Idee habe, wie seine Freunde ihn sehen, und notierte dies auf dem Arbeitsblatt.

4.13.3 Selbsteinschätzung und Abschluss

Selbsteinschätzung

AB 3

Jedes Kind schätzt sich selbst ein auf seinem Selbsteinschätzungsbogen (AB 3) und erhält eine entsprechende Fremdeinschätzung von den Therapeutinnen.

Schatzkiste und Abschluss

Die Kinder, die mindestens noch einen Smiley haben, dürfen in die Schatzkiste greifen (Belohnung). Gemeinsam wird entschieden, ob eine Geschichte vorgelesen, eine Entspannungsübung oder Spiel gemacht wird. Währenddessen füllt eine der Therapeutinnen die Rückmeldebögen (AB 1) aus, die sich die Kinder anschließend abholen dürfen oder zu Beginn der nächsten Stunde ausgeteilt werden.

AB 1

4.13.4 Elternarbeit

Gemeinsame Zusammenfassung und Erläuterung der Kinderstunde

Die Kinder berichten den Eltern mit Unterstützung der Therapeutinnen, was sie in der Stunde gemacht haben. Die Therapeutinnen erläutern den Hintergrund. Die Übungsaufgabe der Kinder wird erklärt und ggf. um aktive Unterstützung durch die Eltern gebeten.

Besprechung der Eltern-Hausaufgabe
Die Eltern berichten von den Inhalten und Erfahrungen der letzten Eltern-Hausaufgabe und tauschen sich, angeleitet durch die Therapeutinnen, aus. Positive Aspekte werden von den Therapeutinnen hervorgehoben und verstärkt.

Thema und Ziele der Elternarbeit in dieser Stunde
Ziel dieser Stunde ist, die Eltern über die adoleszente Entwicklungsaufgabe der Identitätsfindung zu informieren und zu sensibilisieren. Möglicherweise kann eine kurze Schilderung der pubertären Gehirnentwicklung sinnvoll sein.
Hausaufgabe. Die Eltern sollen ihr Kind zuhause fragen, ob es Lust hat, ihnen AB 56 »Ich« zu zeigen bzw. die Collage. Die Eltern selbst füllen für sich Arbeitsblatt 57 »Verständnis?« aus.

AB 57

Erläuterungen und Hinweise
Den Eltern wird der Begriff der *Entwicklungsaufgabe* erklärt und anhand von einigen typischen Beispielen aus verschiedenen Altersbereichen illustriert (z. B. Sprachentwicklung als Kleinkind, Gruppenintegration im Kindergarten, Erlernen von Lesen und Schreiben im Grundschulalter). In der Pubertät gilt es, neue Entwicklungsaufgaben zu meistern und zunehmend eine eigene Persönlichkeit zu entwickeln. Dies sollte verdeutlicht werden, um bei den Eltern Verständnis zu wecken dafür, welch eine komplexe Zeit die Pubertät ist. Zu den wichtigsten adoleszenten Entwicklungsaufgaben gehören (nach Fend, 2005):
- Identitätsentwicklung
- Loslösung von Eltern (Autonomie)
- vertiefte Beziehungen zu Gleichaltrigen (Peers)
- Klärung der Geschlechterrolle und Entwicklung von Sexualität
- Entwicklung eines eigenen Werte- und Normensystems
- schulische und berufliche Qualifikation
- Umgang mit Konsum und Freizeit
- Verantwortungsübernahme und Moralentwicklung

Im Zuge der Entwicklung einer eigenen, individuellen Identität kommen Fragen auf wie »Wer bin ich eigentlich?«, »Was macht mich aus?«, »Wo komme ich her?« und »Wo will ich hin?«. Außerdem erfolgt immer wieder ein Abgleich zwischen dem Selbstbild, der Vorstellung davon, wie andere (Freunde, Eltern, Lehrer) einen wahrnehmen und dem Selbst, das man gerne wäre. Die Beantwortung dieser Fragen und der Abgleich verschiedener Aspekte des Selbst kann zu Verunsicherung und Verwirrung bis hin zu adoleszenten Krisen führen. Dies gilt vor allem für Jugendliche mit einer diskontinuierlichen Biografie (Pflege- und Adoptivkinder, Jugendliche aus Jugendhilfeeinrichtungen, Jugendliche mit Migrationshintergrund etc.), bei denen sich zusätzlich Fragen nach den biologischen und biografischen Wurzeln stellen.

Die Hausaufgabe der Eltern soll helfen, sich an eigene adoleszente Erfahrungen zu erinnern, sich dadurch besser in das Kind hineinversetzen zu können und Verständnis für dessen Sorgen und Nöte zu entwickeln.

Gehirnentwicklung. Bei Interesse erläutern wir den Eltern auch einige Grundlagen zur pubertären Gehirnentwicklung, um die Verhaltenseigentümlichkeiten in diesem Alter besser verstehen zu können (insbesondere die Reorganisation des präfrontalen Kortex, die Unausgereiftheit des Motivationszentrums, die verstärkte Aktivität des limbischen Systems sowie die hormonellen Besonderheiten; kurze Übersichtsartikel dazu gibt es z. B. von Spitzer, 2008, oder Steinberg, 2005). Dies hilft Eltern bei der sehr schwierigen Aufgabe, nicht jedes Verhalten in diesem Alter zu persönlich zu nehmen.

Arbeitsblatt 56 »Ich« der Jugendlichen. Wichtig ist, dass die Eltern nicht darüber urteilen oder bewerten, was ihr Kind auf diesem Arbeitsblatt geschrieben hat, sondern aufmerksam zuhören und mit Interesse nachfragen. Diesen Kommunikationsstil verdeutlichen wir mit kleinen Beispielen und Rollenspielen.

Beispiel

Dialog Therapeutin – Eltern

Th: Wenn z. B. auf dem Blatt Ihres Kindes steht bei »So sehen mich meine Eltern«: »dass ich faul bin«. Was wäre denn eine bewertende oder eine urteilende Aussage von Ihnen dazu?

Mutter 1: Wenn man dann sagt so im Vorwurfston: »Ja, du bist ja auch total faul!«

Th: Ja, genau, gutes Beispiel! Was denken Sie, wie das Kind antworten würde, wenn Sie so was sagen?

Mutter 2: Dann gäb's schon wieder Zirkus, und dann wär' es schon wieder vorbei mit dem Gespräch wahrscheinlich.

Th: Warum wäre das wohl so?

Mutter 3: Na, der schreibt da was aus seinem Herzen, und wir hauen drauf mit noch mehr Vorwürfen, da hätte ich auch gerade keine Lust mehr, noch was zu sagen dazu.

Mutter 4: Ja aber wenn ich doch denke, dass der faul ist!

Mutter 2: Aber bei der Aufgabe geht es doch eben drum, mal nicht seinen eigenen Senf direkt dazuzugeben, dachte ich.

Th: Genau. Wie könnten Sie denn reagieren, auch wenn Sie innerlich denken, dass das Ihrer Meinung nach stimmt, was Ihr Kind da aufgeschrieben hat?

Mutter 1: Man könnte ja mal so in ruhigem Ton nachfragen, wie er das eigentlich sieht und wie das so für ihn ist, wenn wir immer sagen, er wäre ja bloß faul.

Th: Ja, das hört sich doch gut an! Wir müssen bloß aufpassen, dass es nicht nach »Aushorchen« riecht, das merken die Kinder und das mögen sie in der Regel nicht. Vielleicht hilft Ihnen der Gedanke dabei, dass Sie sich wirklich dafür interessieren, was Ihr Kind dazu denkt. Und nicht, wie Sie als Eltern das sehen.

Mutter 2: Und man könnte ja dann auch fragen, wie das für ihn ist, so gefühlsmäßig, mein' ich.

Mutter 3: Und wenn er nicht drüber reden will?

Th: Dann lassen Sie ihn. Vielleicht gibt es noch mal einen guten Moment, darauf zurückzukommen.

Abschluss

Eltern und Kindern wird am Ende für ihre Teilnahme und ihren Einsatz gedankt. Die Therapeutinnen verabschieden sich damit, dass sie sich auf die nächste Stunde freuen, und achten darauf, dass niemand der Teilnehmer seine Arbeitsmappe vergisst.

4.14 Modul (6) Emotionsregulation: Umgang mit Traurigsein

Übersicht

Übersicht zur Therapiestunde Umgang mit Traurigsein

(1) Einführung
- Begrüßung, ggf. Aufnahme neuer Teilnehmer, Zuständigkeit Ablaufplakat
- Rückmeldebogen
- Übungsaufgabe besprechen

(2) Aktuelle Interventionen und Übungsaufgabe
- Sammeln von Bewältigungsstrategien: »Wenn ich traurig oder unglücklich bin ...« (Arbeitsblatt 58), Visualisierung: »Tröster«
- Kognitive Umstrukturierung
- Neue Übungsaufgabe: »Was fühle, denke und mache ich?« (Arbeitsblatt 59)

(3) Selbsteinschätzung und Abschluss
- Selbsteinschätzungsbogen
- Schatzkiste
- Spiel

(4) Elternarbeit
- Zusammenfassung der Kinderstunde
- Besprechung der Eltern-Hausaufgabe
- Erläuterungen und neue Eltern-Hausaufgabe: Unterstützung bei der Emotionsregulation

(5) Benötigte Materialien
- Stifte, Scheren, Plakat, Karton/Tonpapier
- Arbeitsblätter 1, 3 bis 5, 28, 58, 59

4.14.1 Einführung

Begrüßung

Die Kinder werden begrüßt. Die Begrüßung (und damit der Beginn der Stunde) sollte für alle Kinder deutlich zu erkennen sein und der Aufmerksamkeitsfokussierung dienen. Als Hilfsmittel können ein akustisches Signal oder eine Stilleminute eingesetzt werden. Falls ein neues Kind dabei ist, werden die (alle oder die wichtigsten) Regeln gemeinsam durchgegangen; das neue Kind bekommt eine Mappe, einen Rückmeldebogen, das Blatt mit den Regeln (AB 5) und das Stempelblatt (AB 4). Ein Kind ist zuständig, den Zeiger auf dem Plakat »Ablauf« auf den jeweiligen Programmpunkt zu schieben.

AB 4 + 5

AB 1

Rückmeldebogen

Jedes Kind liest die Einträge der letzten Stunde auf seinem Rückmeldebogen (AB 1) vor. Die anderen Kinder werden zum Zuhören angeleitet. Die Kinder werden ermutigt,

auf das, was sie noch besser machen können, in der folgenden Therapiestunde zu achten. Im Laufe der Stunde können die Therapeutinnen durch einfache Gesten oder einen kurzen verbalen Hinweis immer wieder auf das Ziel Bezug nehmen, um die Kinder an ihre Aufgabe zu erinnern.

Übungsaufgabe besprechen

Jedes Kind stellt seine Übungsaufgabe kurz in der Gruppe vor. Jeder, der die Übungsaufgabe erledigt hat, erhält einen Stempel auf das Stempelblatt. Besonders positive Aspekte werden lobend hervorgehoben.

4.14.2 Aktuelle Interventionen und Übungsaufgabe

Thema und Ziele der Stunde

Ziel dieser Stunde ist, geeignete Strategien der Emotionsregulation für die Bewältigung von Traurigkeit zu entwickeln und einzuüben.

Sammeln von Bewältigungsstrategien. Jedes Kind füllt die obere Hälfte von Arbeitsblatt 58 »Wenn ich traurig oder unglücklich bin …« aus und stellt es anschließend in der Gruppe vor. Gemeinsam werden weitere Ideen gesammelt, was zur Bewältigung von Traurigkeit hilfreich sein kann. Dafür kann man auch auf die Eltern-Hausaufgabe aus Stunde 4.5 (AB 28) zurückgreifen und schauen, was die Eltern machen, wenn sie traurig sind. Alle Strategien werden auf einem Plakat gesammelt (Visualisierungshilfe), und die Kinder ergänzen ihr eigenes Blatt mit den Strategien, die sie für sich als hilfreich betrachten.

AB 58

Visualisierung. Jedes Kind malt seinen »Tröster« (Fantasiefigur), der ihm in schwierigen Situationen beistehen soll (AB 58, unterer Abschnitt). Die »Tipps«, die der »Tröster« gibt, werden mit Hilfe der Therapeutinnen auf das Arbeitsblatt eingetragen. Das »Tröster«-Blatt wird auf Karton geklebt (oder laminiert).

Kognitive Umstrukturierung. Gemeinsam werden Möglichkeiten für »Mut-Mach-Sprüche« gesucht und auf das »Tröster«-Blatt eingetragen.

Neue Übungsaufgabe. Jedes Kind soll in einer Situation, in der es ihm nicht so gut geht, Arbeitsblatt 59 ausfüllen. Der »Tröster« mit seinen Tipps soll hinzugezogen werden.

AB 59

Erläuterungen und Hinweise

Gemeinsam werden funktionale Strategien der Emotionsregulation erarbeitet wie Trost suchen, Ablenkung, aktive Lösung suchen, positive Dinge für sich selbst tun, »Sonnengedanken« finden (im Gegensatz zu aggressiven oder autoaggressiven Verhaltensweisen, Selbstabwertungen, Schuldgefühlen, sozialem Rückzug, Grübeln). Abbildung 4.14 zeigt beispielhaft die gesammelten Strategien einer Therapiegruppe mit 8- bis 11-jährigen Kindern.

Arbeitsblatt 59 »Was fühle, denke und mache ich?« kann man auch gut für depressive Kinder in der Einzeltherapie verwenden.

Was kann ich machen, wenn ich traurig bin?

- zu meinen Eltern gehen
- mit meinem Meerschweinchen schmusen
- mit meiner Schwester spielen
- mit meinem Hund rausgehen
- meine Lieblingsmusik hören
- mit der Wii spielen
- Fußball spielen gehen
- mein Lieblingsbuch lesen
- was basteln
- zu meiner Oma gehen
- ich sag mir: bald bin ich wieder besser drauf
- mit meiner Freundin chatten und mich mit ihr verabreden
- im Witzebuch lesen

Abbildung 4.14 Strategien von 8- bis 11-Jährigen

4.14.3 Selbsteinschätzung und Abschluss

Selbsteinschätzung

AB 3

Jedes Kind schätzt sich selbst ein auf seinem Selbsteinschätzungsbogen (AB 3) und erhält eine entsprechende Fremdeinschätzung von den Therapeutinnen.

Schatzkiste und Abschluss

AB 1

Die Kinder, die mindestens noch einen Smiley haben, dürfen in die Schatzkiste greifen (Belohnung). Gemeinsam wird entschieden, ob eine Geschichte vorgelesen, eine Entspannungsübung oder Spiel gemacht wird. Währenddessen füllt eine der Therapeutinnen die Rückmeldebögen (AB 1) aus, die sich die Kinder anschließend abholen dürfen oder zu Beginn der nächsten Stunde ausgeteilt werden.

4.14.4 Elternarbeit

Gemeinsame Zusammenfassung und Erläuterung der Kinderstunde

Die Kinder berichten den Eltern mit Unterstützung der Therapeutinnen, was sie in der Stunde gemacht haben. Die Therapeutinnen erläutern den Hintergrund. Die Übungsaufgabe der Kinder wird erklärt und ggf. um aktive Unterstützung durch die Eltern gebeten.

Besprechung der Eltern-Hausaufgabe

Die Eltern berichten von den Inhalten und Erfahrungen der letzten Eltern-Hausaufgabe und tauschen sich, angeleitet durch die Therapeutinnen, aus. Positive Aspekte werden von den Therapeutinnen hervorgehoben und verstärkt.

Thema und Ziele der Elternarbeit in dieser Stunde

Emotionsregulation. Die Eltern lernen das Konzept der Emotionsregulation kennen. Dafür werden die Grundlagen der Emotionsregulation erläutert, insbesondere verschiedene Strategien sowie die Rolle des Temperaments und der Familie.

Unterstützung des Kindes. Die Eltern (bzw. Betreuer) üben, das Selbstmanagement ihres Kindes in der Regulation von Traurigkeit zu unterstützen. Ihre Aufgabe ist es, dem Kind beim Ausfüllen seiner Übungsaufgabe zu helfen (AB 59) und in traurigen Situationen an den »Tröster« (AB 58) zu erinnern und ihn zu Rate zu ziehen. Die Tröster-Karte sollte zentral zuhause platziert werden (z. B. am Kühlschrank, über dem Bett), ggf. auch in der Schule Einsatz finden (z. B. im Hausaufgabenheft). AB 58 + 59

Erläuterungen und Hinweise

Den Eltern wird der Begriff der Emotionsregulation erläutert (zwei hilfreiche Übersichtsartikel zur Emotionsregulation bei Kindern bzw. der Rolle der Eltern sind Zeman et al., 2006, und Sheffield Morris et al., 2007). Da das Thema der Emotionsregulation sehr komplex ist, ist es wichtig, die wesentlichen Punkte herauszugreifen und mit kleinen Beispielen begreifbar zu machen.

Als Beispiel für alltägliche Techniken der Emotionsregulation kann Arbeitsblatt 28 herangezogen werden, das die Eltern in Stunde 4.5 ausgefüllt und auf dem sie angegeben haben, was sie tun, wenn sie traurig sind. Gemeinsam werden nun anhand von Beispielen funktionale und dysfunktionale Strategien der Emotionsregulation erarbeitet. Funktionale Strategien zur Regulation von Traurigkeit bei Kindern finden sich auf der »Tröster«-Karte (s. a. das Beispiel in Abb. 4.15). AB 28

Es wird erklärt, dass insbesondere zwei Faktoren großen Einfluss darauf haben, wie Kinder ihre Emotionen regulieren: (1) das Temperament, (2) familiäre Einflussgrößen. Wir visualisieren das wie folgt:

Temperament

- ca. 70 % »pflegeleicht«
- jeweils 10–15 % gehemmt-überkontrolliert versus impulsiv-unbeherrscht
  - reagieren schneller, negativer, stärker und länger emotional auf Auslöser
  - sind schwerer zu beruhigen

Familie

- Temperament der Eltern?
- Lernen am Modell
- emotionales Klima in der Familie
- Erziehung: Ausdruck von Gefühlen, Reaktionen auf Gefühle, Sprechen über Gefühle?

Anmerkungen zu dieser Visualisierung:

- Die Temperamentsextreme sind Risikofaktoren für die Entwicklung von kinderpsychiatrischen Störungsbildern, gehemmt-überkontrolliert (»behavioral inhibition«) für Angststörungen, impulsiv-unbeherrscht für externalisierende Störungen, z. B. ADHS (vgl. Kap. 2).
- Beispiele für die besondere emotionale Reaktivität dieser Kinder:
  (1) Die Eltern kündigen am Sonntagmorgen einen Überraschungsausflug aus. Der ängstliche Sohn reagiert auf diese Ankündigung überfordert, will auf keinen Fall mitkommen, sondern lieber seinen geplanten, routinierten Aktivitäten nachgehen, und lässt sich kaum beruhigen. Er mag keine neuen Situationen. Seine »pflegeleichte« Schwester freut sich auf die Überraschung und ist schon ganz gespannt.
  (2) Der hyperaktive Jonas hat einen ferngesteuerten Rennwagen zum Geburtstag bekommen. Er spielt bereits seit zwei Stunden damit. Die Mutter kündigt ihm an, dass in fünf Minuten gegessen wird und er dann sein Spiel unterbrechen muss. Jonas rastet daraufhin aus, wirft die Fernbedienung auf den Boden, schreit herum, dass ihn »nie jemand in Ruhe spielen lasse« und verweigert die Teilnahme am Essen. Er lässt sich nicht beruhigen und wird auf sein Zimmer geschickt.

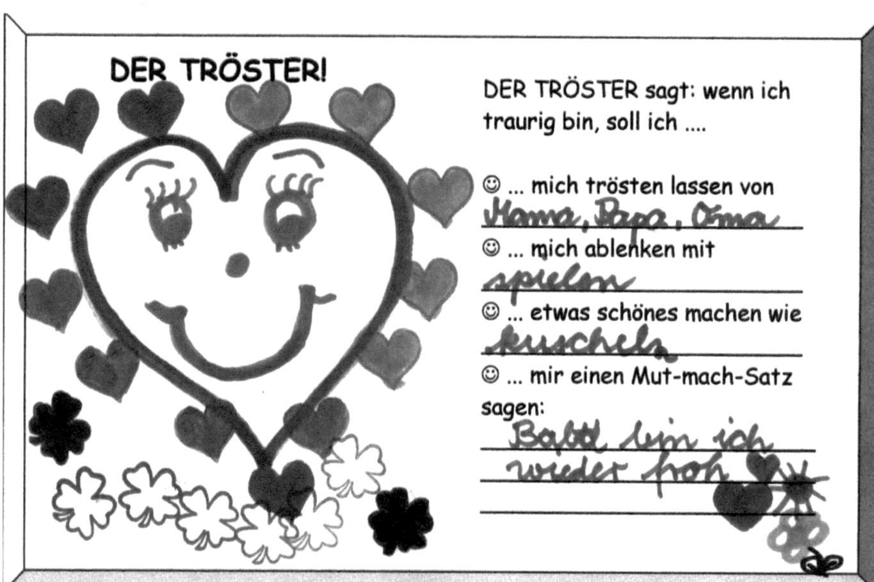

Abbildung 4.15 Beispiel für eine Tröster-Karte eines 10-jährigen Mädchens

Abschluss

Eltern und Kindern wird am Ende für ihre Teilnahme und ihren Einsatz gedankt. Die Therapeutinnen verabschieden sich damit, dass sie sich auf die nächste Stunde freuen, und achten darauf, dass niemand der Teilnehmer seine Arbeitsmappe vergisst.

4.15 Modul (6) Emotionsregulation: Umgang mit Wut

Übersicht

Übersicht zur Therapiestunde Umgang mit Wut

(1) Einführung
- Begrüßung, ggf. Aufnahme neuer Teilnehmer, Zuständigkeit Ablaufplakat
- Rückmeldebogen
- Übungsaufgabe besprechen

(2) Aktuelle Interventionen und Übungsaufgabe
- Sammeln von Regulationsstrategien: »Wenn ich wütend bin ...« (Arbeitsblatt 61)
- Visualisierung: »Wutbändiger«
- Einübung einer Regulationsstrategie: »Stopp« (Arbeitsblatt 60)
- Rollenspiel
- Neue Übungsaufgabe: »Protokoll Wut« (Arbeitsblatt 62)

(3) Selbsteinschätzung und Abschluss
- Selbsteinschätzungsbogen
- Schatzkiste
- Spiel

(4) Elternarbeit
- Zusammenfassung der Kinderstunde
- Besprechung der Eltern-Hausaufgabe
- Erläuterungen und neue Eltern-Hausaufgabe: Unterstützung bei der Emotionsregulation

(5) Benötigte Materialien
- Stifte, Scheren, Plakat, Karton/Tonpapier
- Arbeitsblätter 1, 3 bis 5, 60 bis 64

4.15.1 Einführung

Begrüßung

Die Kinder werden begrüßt. Die Begrüßung (und damit der Beginn der Stunde) sollte für alle Kinder deutlich zu erkennen sein und der Aufmerksamkeitsfokussierung dienen. Als Hilfsmittel können ein akustisches Signal oder eine Stilleminute eingesetzt werden. Falls ein neues Kind dabei ist, werden die (alle oder die wichtigsten) Regeln gemeinsam durchgegangen; das neue Kind bekommt eine Mappe, einen Rückmeldebogen, das Blatt mit den Regeln (AB 5) und das Stempelblatt (AB 4). Ein Kind ist zuständig, den Zeiger auf dem Plakat »Ablauf« auf den jeweiligen Programmpunkt zu schieben.

AB 4 + 5

Rückmeldebogen

Jedes Kind liest die Einträge der letzten Stunde auf seinem Rückmeldebogen (AB 1) vor. Die anderen Kinder werden zum Zuhören angeleitet. Die Kinder werden ermutigt, auf das, was sie noch besser machen können, in der folgenden Therapiestunde zu achten. Im Laufe der Stunde können die Therapeutinnen durch einfache Gesten oder einen kurzen verbalen Hinweis immer wieder auf das Ziel Bezug nehmen, um die Kinder an ihre Aufgabe zu erinnern. AB 1

Übungsaufgabe besprechen

Jedes Kind stellt seine Übungsaufgabe kurz in der Gruppe vor. Jeder, der die Übungsaufgabe erledigt hat, erhält einen Stempel auf das Stempelblatt. Besonders positive Aspekte werden lobend hervorgehoben.

4.15.2 Aktuelle Interventionen und Übungsaufgabe

Thema und Ziele der Stunde

In dieser Stunde geht es um die Reflexion und Einübung von Strategien zur Regulation von Wut.

Sammeln von Regulationsstrategien. Jedes Kind füllt den oberen Abschnitt von Arbeitsblatt 61 aus und stellt es anschließend in der Gruppe vor. Gemeinsam werden Ideen gesammelt, wie man sich in solchen Situationen helfen kann. Alle Strategien werden auf einem Plakat gesammelt (Visualisierungshilfe), und die Kinder ergänzen ihr eigenes Blatt mit den Strategien, die sie für sich als hilfreich betrachten. AB 60 + 61

Visualisierung. Jedes Kind malt seinen »Wutbändiger« (Fantasiefigur), der ihm in schwierigen Situationen beistehen soll (AB 61, unterer Abschnitt). Wenn einem Kind keine passende Figur einfällt, kann auch ein Buch- oder Comic-Held genommen werden, der nicht-aggressiv reagiert.

Einübung einer Regulationsstrategie. Die »Ratschläge«, die der »Wutbändiger« gibt, werden gemeinsam besprochen und im Rollenspiel eingeübt. Zentral ist das »von 10 rückwärts zählen« mit Fokussierung auf die Bauchatmung. Zusätzlich wird der kleine Comic »Stopp« verwendet (AB 60). Dieses kleine Comic-Bild und das »Wutbändiger«-Blatt werden auf Karton geklebt, um sie zuhause und in der Schule verwenden zu können.

Rollenspiel. Kind Nr. 1 provoziert und ärgert Kind Nr. 2. Kind Nr. 2 versucht, ruhig zu bleiben, von 10 rückwärts zu zählen und an seinen Wut-Wegmach-Spruch zu denken (Prompting durch die Therapeutin). Das Zählen und der Spruch sollen zunächst laut gedacht werden. Die anderen Kinder helfen Kind Nr. 2 dabei, eine nicht-aggressive Lösung für diese Situation zu finden. Wenn man das Gefühl hat, das Kind hat das Vorgehen gut verstanden, kann dazu übergegangen werden, das Rückwärtszählen und den Spruch innerlich anzuwenden. Das Rollenspiel wird so oft durchgeführt, dass jedes Kind einmal in der Rolle »Nr. 2« war.

AB 62

Neue Übungsaufgabe. »Protokoll Wut« (AB 62) wird erläutert. Am wichtigsten ist, dass die Kinder aktiv versuchen, bis zur nächsten Stunde mehrfach das Rückwärtszählen anzuwenden, ergänzt wenn möglich durch weitere Strategien des »Wutbändigers«.

Erläuterungen und Hinweise

Bei dieser Stunde ist zentral, dass die Kinder aktiv die Strategien zur angemessenen Bewältigung einüben, am besten in Form von Rollenspielen. Das bloße kognitive Besprechen führt in der Regel nicht zu Veränderungen auf der Verhaltensebene; wichtig sind die emotionale Aktivierung und das konkrete Erleben.

Bauchatmung. Die Bauchatmung kann man folgendermaßen gemeinsam einüben: Die Kinder legen sich auf den Boden, jedem wird ein kleines Stofftier oder ein kleiner Gegenstand auf den Bauch gelegt. Wenn es sich beim Atmen hebt und senkt, funktioniert die Bauchatmung. Die Therapeutin leitet die Kinder dann an, beim Einatmen und beim Ausatmen langsam bis 5 zu zählen. Anschließend wird im Stehen geübt, aus dem Bauch zu atmen (Alltagsbedingung).

Man kann die Bauchatmung auch mit einer Achtsamkeitsübung kombinieren (aus Cohen et al., 2006): »Kennst du ein Wort oder einen Satz, der dich ganz ruhig und friedlich macht? Manche Kinder wählen zum Beispiel ›Liebe‹ oder ›Frieden‹ oder Zeilen von einem Gebet oder einem Lied. Fällt dir ein Wort oder ein Satz ein, der dich ruhig und friedlich macht? Leg oder setz dich ganz gemütlich hin. Schließ deine Augen, wenn du magst. Jetzt entspannen wir uns. Als erstes entspannst du deine Füße und deine Waden. Dann deine Oberschenkel und deinen Popo. Jetzt entspannst du deinen Bauch und deine Brust und deinen Rücken. Jetzt entspannst du deine Schultern, deinen Hals, deine Arme und deine Finger. Jetzt entspanne deinen Kopf – deinen Mund, deine Augen. Jetzt fang an mit der Bauchatmung. Und wenn du ausatmest, sagst du dein Wort/deinen Satz. Das machen wir fünf Minuten lang. Okay, jetzt kannst du langsam aufhören, deine Augen öffnen. Wie hat sich das angefühlt? Ich möchte, dass du das jeden Tag übst.«

Gute Wut? Wichtig ist, die Emotion Wut nicht ausschließlich negativ darzustellen. Wut ist häufig ein durchaus berechtigter Affekt; dysfunktional ist, wenn man mit seiner Reaktion auf Wut sich oder andere schädigt. Dass eine wütende Empfindung seine Berechtigung hat und wichtig sein kann, sollte insbesondere gegenüber ängstlichen und schüchtern-gehemmten Kindern betont werden. Bei ihnen kann die Hausaufgabe zur »Wutbändigung« evtl. sogar kontraindiziert sein. Aufgabe für solche Kinder wäre es, Wut spüren zu lernen, nicht zu verurteilen und sich zu trauen, sie angemessen zu zeigen und zu äußern. Für diese Kinder haben wir die Übungsaufgabe etwas abgewandelt (s. AB 63). Diese Differenzierung kann sehr gut im Rahmen des Rollenspiels deutlich gemacht werden: Wenn Kind 2 Wut empfindet, ist das adäquat, weil es von Kind 1 geärgert wird, und das ist nicht in Ordnung. Darüber darf man wütend sein. Aber: Nicht gut wäre es jetzt, seine Wut unkontrolliert wie bei einem Vulkanausbruch heraus zu lassen. Die richtige Reaktion ist entscheidend.

AB 63

Für Kinder mit externalisierenden Verhaltensproblemen eignet sich aus unserer Erfahrung auch ein Bezug zu den Konsequenzen:

Beispiel

Th: Wenn Kind 2 jetzt sauer wird und zuhaut, wer bekommt dann den Ärger?

Leo: Kind 2, wenn die Lehrerin das sieht.

Frida: Ja, und das ist voll unfair. Weil eigentlich hat das Kind gar nicht angefangen, das andere Kind ist schuld, weil der den geärgert hat!

Th: Genau. Das ist eigentlich nicht fair. Was müsste das Kind 2 denn machen, damit es keinen Ärger kriegt, sondern das Kind 1?

Thea: Nicht zuhauen, sondern weggehen. Und wenn der nicht aufhört, sich in die Nähe von der Lehrerin stellen. Dann sieht die das. Und dann isser selber Schuld.

Th: Ja, stimmt. Und dann weiß ich noch einen wichtigen Trick! Überlegt mal: Das Kind 1 will Kind 2 ärgern. Und Kind 2 ärgert sich auch. Und kriegt dann noch Schimpfe von der Lehrerin. Wie ist das für Kind 1?

Karl: Na, der hat ja geschafft, was er wollte. Der freut sich.

Th: Richtig, Karl, super erkannt! Und was wäre jetzt, wenn das Kind 2 sich nicht ärgert, sondern das Kind 1 einfach ignoriert und innerlich von zehn rückwärts zählt?

Lara: Na, dann hat der nicht geschafft, was er wollte! Und ärgert sich selber! Und kriegt noch Stress mit der Lehrerin, wenn er nicht aufhört.

Th: Genau, super habt ihr das erkannt. Das wollen wir jetzt mal üben!

4.15.3 Selbsteinschätzung und Abschluss

Selbsteinschätzung

Jedes Kind schätzt sich selbst ein auf seinem Selbsteinschätzungsbogen (AB 3) und erhält eine entsprechende Fremdeinschätzung von den Therapeutinnen.

AB 3

Schatzkiste und Abschluss

Die Kinder, die mindestens noch einen Smiley haben, dürfen in die Schatzkiste greifen (Belohnung). Gemeinsam wird entschieden, ob eine Geschichte vorgelesen, eine Entspannungsübung oder Spiel gemacht wird. Währenddessen füllt eine der Therapeutinnen die Rückmeldebögen (AB 1) aus, die sich die Kinder anschließend abholen dürfen oder zu Beginn der nächsten Stunde ausgeteilt werden.

AB 1

4.15.4 Elternarbeit

Gemeinsame Zusammenfassung und Erläuterung der Kinderstunde

Die Kinder berichten den Eltern mit Unterstützung der Therapeutinnen, was sie in der Stunde gemacht haben. Die Therapeutinnen erläutern den Hintergrund. Die Übungsaufgabe der Kinder wird erklärt und ggf. um aktive Unterstützung durch die Eltern gebeten.

Besprechung der Eltern-Hausaufgabe
Die Eltern berichten von den Inhalten und Erfahrungen der letzten Eltern-Hausaufgabe und tauschen sich, angeleitet durch die Therapeutinnen, aus. Positive Aspekte werden von den Therapeutinnen hervorgehoben und verstärkt.

Thema und Ziele der Elternarbeit in dieser Stunde

AB 62 + 64

Umgang mit Wut. Ziel ist die Vermittlung von Strategien zum Umgang mit Wut und oppositionellem Verhalten. Die Eltern unterstützen aktiv das Selbstmanagement ihrer Kinder in der Regulation von Wut.

In einer kleinen Übung lernen die Eltern selbst die Bauchatmung kennen. Erläutert werden mögliche Strategien im Umgang mit wütendem Verhalten, schriftlich festgehalten in der »Elterninformation zum Umgang mit Wut« (AB 64).
Hausaufgabe. Die Eltern (bzw. Betreuer) helfen den Kindern beim Einsatz ihrer Wutbändiger-Strategien und dem Ausfüllen des Protokolls zur Wut (AB 62).

Erläuterungen und Hinweise
Besonders wichtig ist, die Eltern gut einzubinden (im stationären Bereich die Betreuer), damit die Kinder im Alltag an den Einsatz der erlernten Strategien denken – damit steht und fällt die Wirksamkeit dieser Strategien. Wenn es den Kindern gelingt, die Strategien in der einen oder anderen Situation einzusetzen, ist eine positive Verstärkung wichtig. Erfreulich ist auch, wenn die Lehrer dieses Vorgehen aktiv unterstützen; einige unserer Kinder haben ihre Wutbändiger-Karte in etwas verkleinerter Form in der Hosentasche oder im Mäppchen mit sich geführt. Andere Eltern haben mit ihren Kindern ein »Geheimzeichen« vereinbart, das die Kinder an die von ihnen gewählte Strategie erinnern sollte. Sobald die Eltern gemerkt haben, dass das Kind wütend wird, haben sie dem Kind das Zeichen gegeben, um dem Kind zu helfen, die Strategie im richtigen Moment anzuwenden.

Für die Eltern sollte man auch verdeutlichen, dass man keine völlige Reduktion von aggressivem Verhalten erwarten kann, insbesondere nicht bei stark impulsiven Kindern, sondern dass es wichtig ist, realistische und für das Kind erreichbare Ziele zu setzen.

Die »Elterninformation zum Umgang mit Wut« (AB 64) ist nur als kurzer Überblick gedacht. Eltern von oppositionell-dissozialen Kindern verweisen wir darüber hinaus auf die Teilnahme an Elterntrainings bzw. auf die Einzelgespräche (je nach Setting, in dem FESKKO durchgeführt wird).

Abschluss
Eltern und Kindern wird am Ende für ihre Teilnahme und ihren Einsatz gedankt. Die Therapeutinnen verabschieden sich damit, dass sie sich auf die nächste Stunde freuen, und achten darauf, dass niemand der Teilnehmer seine Arbeitsmappe vergisst.

4.16 Modul (6) Emotionsregulation: Umgang mit Angst

Übersicht

Übersicht zur Therapiestunde Umgang mit Angst

(1) Einführung
- Begrüßung, ggf. Aufnahme neuer Teilnehmer, Zuständigkeit Ablaufplakat
- Rückmeldebogen
- Übungsaufgabe besprechen

(2) Aktuelle Interventionen und Übungsaufgabe
- Sammeln von Regulationsstrategien: »Was tun gegen die Angst?« (Arbeitsblatt 65)
- Psychoedukation/Strategien gegen die Angst: »Wie kann ich die Angst besiegen?« (Arbeitsblatt 66)
- Neue Übungsaufgabe: »Der Mutmacher« (Arbeitsblatt 67)

(3) Selbsteinschätzung und Abschluss
- Selbsteinschätzungsbogen
- Schatzkiste
- Spiel

(4) Elternarbeit
- Zusammenfassung der Kinderstunde
- Besprechung der Eltern-Hausaufgabe
- Erläuterungen und neue Eltern-Hausaufgabe: »Elterninformation zum Umgang mit Angst« (Arbeitsblatt 68)

(5) Benötigte Materialien
- Stifte, Tesafilm
- Plakat mit zwei Spalten »Hilfreich gegen die Angst«/»Nicht hilfreich gegen die Angst«
- Arbeitsblätter 1, 3 bis 5, 65 bis 68

4.16.1 Einführung

Begrüßung

Die Kinder werden begrüßt. Die Begrüßung (und damit der Beginn der Stunde) sollte für alle Kinder deutlich zu erkennen sein und der Aufmerksamkeitsfokussierung dienen. Als Hilfsmittel können ein akustisches Signal oder eine Stilleminute eingesetzt werden. Falls ein neues Kind dabei ist, werden die (alle oder die wichtigsten) Regeln gemeinsam durchgegangen; das neue Kind bekommt eine Mappe, einen Rückmeldebogen, das Blatt mit den Regeln (AB 5) und das Stempelblatt (AB 4). Ein Kind ist zuständig, den Zeiger auf dem Plakat »Ablauf« auf den jeweiligen Programmpunkt zu schieben.

AB 4 + 5

Rückmeldebogen

AB 1

Jedes Kind liest die Einträge der letzten Stunde auf seinem Rückmeldebogen (AB 1) vor. Die anderen Kinder werden zum Zuhören angeleitet. Die Kinder werden ermutigt, auf das, was sie noch besser machen können, in der folgenden Therapiestunde zu achten. Im Laufe der Stunde können die Therapeutinnen durch einfache Gesten oder einen kurzen verbalen Hinweis immer wieder auf das Ziel Bezug nehmen, um die Kinder an ihre Aufgabe zu erinnern.

Übungsaufgabe besprechen

Jedes Kind stellt seine Übungsaufgabe kurz in der Gruppe vor. Jeder, der die Übungsaufgabe erledigt hat, erhält einen Stempel auf das Stempelblatt. Besonders positive Aspekte werden lobend hervorgehoben.

4.16.2 Aktuelle Interventionen und Übungsaufgabe

Thema und Ziele der Stunde

Ziel der Stunde ist das Kennenlernen und Reflektieren funktionaler und dysfunktionaler Strategien im Umgang mit Ängsten. Kinder mit Ängsten sammeln Erfolgserlebnisse im Umgang mit ihrer Angst durch die Durchführung der Mutmachpläne.

Sammeln von Regulationsstrategien. Die Kinder sollen in Zweiergruppen erarbeiten, welches Verhalten hilfreich gegen Angst ist und welches nicht. Dazu bekommen sie kleine Zettel (AB 65), die sie in »hilfreich« und »nicht hilfreich« einteilen. In der Großgruppe werden die Zettel dann auf ein Plakat mit den beiden entsprechenden Spalten geklebt und gemeinsam reflektiert. Das Plakat wird mit persönlichen Erfahrungen der Kinder ergänzt.

Arbeitsblatt 65 Was tun gegen die Angst?

Ich denke an alle Sachen, vor denen ich Angst habe.	Ich versuche, eine Entspannungsübung zu machen.
Ich bettele so lange, bis jemand anderes das für mich macht, wovor ich Angst habe.	Ich denke daran, wie ich trotz Angst schon mal was geschafft habe und dann stolz war.
Ich sage mir: „Ich bin der größte Angsthase!"	Ich sage mir: „Nur Mut, es wird schon klappen!"
Ich schaue mir zur Ablenkung einen Gruselfilm an.	Ich übe in kleinen Schritten, die Angst zu besiegen.
Ich tue immer so, als hätte ich vor gar nichts Angst.	Ich überlege, wer mir helfen kann, die Angst zu besiegen.
Ich sage mir: „Ich werde nie mutig werden!"	Ich spreche mit jemandem über meine Angst.

AB 65–67

Psychoedukation/Strategien gegen die Angst. Arbeitsblatt 66 »Wie kann ich die Angst besiegen?« wird gemeinsam gelesen und anhand von Beispielen besprochen. Jedes Kind kreist einen Satz ein, den es für sich besonders hilfreich findet.

Erweiterung. Bei *Kindern mit Ängsten bzw. Angststörungen* hat es sich als sinnvoll erwiesen, individuelle, bereits vorbereitete Mutmachpläne für die einzelnen Kinder zu besprechen.

Neue Übungsaufgabe. Jedes Kind malt seinen »Mutmacher« (AB 67) und trägt in die Sprechblasen ein, was der »Mutmacher« Positives und Ermutigendes zu ihm sagt. Eventuell wird der »Mutmachplan« durchgeführt.

Erläuterungen und Hinweise

Die Durchführung der »Erweiterung« bietet sich vor allem dann an, wenn man mehrere Kinder mit Ängsten bzw. Angststörungen in der Gruppe hat. Sie erfordert zeitlich eine eigene Stunde für sich (alternativ können die Mutmachpläne in der Einzeltherapie besprochen werden). Ziel der Mutmachpläne ist eine stufenweise Angstexposition, sofern diese mit den Eltern als Ko-Therapeuten angebracht ist (bei ausgeprägten Angststörungen ist dies in der Regel von Eltern nicht zu leisten und Sache der Therapeutinnen im Rahmen der Einzeltherapie). Ein Mutmachplan sollte nur durchgeführt werden, wenn die Therapeutinnen sich sicher sind, dass Kind und Eltern diese Aufgabe auch mit Erfolg bewältigen können. Die Mutmachpläne müssen individuell für das einzelne Kind zugeschnitten werden und erfordern die Kreativität der Therapeutinnen und eine enge Absprache mit Betreuern bzw. Eltern. Wir haben einige Mutmachpläne als Orientierungshilfen eingefügt. Man kann zusätzlich das Arbeitsblatt 31 »Wie sieht Angst bei meinem Kind aus?« aus Kapitel 4.6 zur Erstellung eines Mutmachplanes nutzen.

AB 31

Beim Sammeln der Regulationsstrategien sind die Kinder aus unserer Erfahrung zunächst etwas ratlos und auf die Unterstützung (Prompting) der Therapeutinnen angewiesen. Meist helfen »stark übertriebene« Beispiele, die nicht aus der Erfahrungswelt der Kinder stammen und die sie damit zu kompetenten Ratgebern machen: »Stellt euch mal Folgendes vor: Der Peter hat Angst vor Treppen. Echt. Er könnte jetzt einen riesigen Bogen um Treppen machen und nur noch Fahrstühle nehmen. Würde ihm das helfen, seine Angst zu besiegen? Oder er könnte sich vor die Treppe stellen und warten, bis jemand runter kommt. Würde das helfen? Oder er könnte sich einen Mutmachspruch aufsagen und sich seiner Angst stellen. Er würde dann Schritt für Schritt die Treppe rauf steigen. Würde das helfen?«

4.16.3 Selbsteinschätzung und Abschluss

Selbsteinschätzung

Jedes Kind schätzt sich selbst ein auf seinem Selbsteinschätzungsbogen (AB 3) und erhält eine entsprechende Fremdeinschätzung von den Therapeutinnen.

AB 3

Schatzkiste und Abschluss

Die Kinder, die mindestens noch einen Smiley haben, dürfen in die Schatzkiste greifen (Belohnung). Gemeinsam wird entschieden, ob eine Geschichte vorgelesen, eine Entspannungsübung oder Spiel gemacht wird. Währenddessen füllt eine der Therapeutinnen die Rückmeldebögen (AB 1) aus, die sich die Kinder anschließend abholen dürfen oder zu Beginn der nächsten Stunde ausgeteilt werden.

AB 1

4.16.4 Elternarbeit

Gemeinsame Zusammenfassung und Erläuterung der Kinderstunde
Die Kinder berichten den Eltern mit Unterstützung der Therapeutinnen, was sie in der Stunde gemacht haben. Die Therapeutinnen erläutern den Hintergrund. Die Übungsaufgabe der Kinder wird erklärt und ggf. um aktive Unterstützung durch die Eltern gebeten.

Besprechung der Eltern-Hausaufgabe
Die Eltern berichten von den Inhalten und Erfahrungen der letzten Eltern-Hausaufgabe und tauschen sich, angeleitet durch die Therapeutinnen, aus. Positive Aspekte werden von den Therapeutinnen hervorgehoben und verstärkt.

Thema und Ziele der Elternarbeit in dieser Stunde
Ziel ist die Psychoedukation zu den verschiedenen Ebenen der Angst und zu typischen Reaktionsweisen, insbesondere des Vermeidungsverhaltens. Dafür wird Arbeitsblatt 68 »Elterninformation zum Umgang mit Angst« verteilt. Die Eltern lernen, welche Rolle ihr Verhalten im Umgang mit den Ängsten des Kindes spielt. In dysfunktionaler Weise kommen hier häufig die positive Verstärkung ängstlichen Verhaltens durch Zuwendung und die negative Verstärkung durch Erlassen unangenehmer Handlungen zum Tragen. Dieser Zusammenhang ist den Eltern in der Regel nicht bewusst und muss ihnen verdeutlicht werden. Dabei sollten die Therapeutinnen keinesfalls eine vorwürfliche Haltung einnehmen – die Eltern wollen ihre Kinder beschützen, und das ist in erster Linie gut so, hilft nur leider im Falle einer Angststörung nicht weiter. Dagegen ist eine angemessene Begleitung bei der Exposition mit den angstbesetzten Inhalten hilfreich. Die Eltern unterstützen ihre Kinder aktiv in der Bewältigung angstbesetzter Situationen und im Erlernen neuen, mutigen Verhaltens.

AB 68

Unterstützung des Kindes. Die Eltern (bzw. Betreuer) helfen beim Ausfüllen des »Mutmacher«-Blattes (AB 67) ihres Kindes und – wenn indiziert – bei der Durchführung der Mutmachpläne.

Erläuterungen und Hinweise
Teile der Elterninformation und einige der Mutmachpläne sind dem Elternratgeber »Keine Angst vor der Angst« von Sabine Maur und Andrea Landgraf (2003) entnommen; dieser Ratgeber ist im Buchhandel nicht mehr erhältlich. Unser Dank gilt an dieser Stelle der Kollegin Andrea Landgraf. Beispiele für Mutmachpläne finden Sie am Ende des Kapitels.

Abschluss
Eltern und Kindern wird am Ende für ihre Teilnahme und ihren Einsatz gedankt. Die Therapeutinnen verabschieden sich damit, dass sie sich auf die nächste Stunde freuen, und achten darauf, dass niemand der Teilnehmer seine Arbeitsmappe vergisst.

Beispiel

Mut-mach-Plan für Maximilian

Ich habe Angst vor Arztbesuchen und Spritzen, weil

....

....

Was kann ich dagegen tun?

- Ich überlege mir zusammen mit dem Papa, warum man zum Arzt muss, wofür Spritzen sind und was passiert, wenn ich nicht hingehe:

  ....

  ....

- Ich überlege mir, wie ich mich auf den nächsten Arztbesuch vorbereiten kann, damit ich dann weniger Angst habe:

(1) **Ich erfinde einen Mutspruch:**

....

....

(2) Ich denke daran, wie stolz ich das letzte Mal war, als ich alles überstanden hatte.

(3) Ich vereinbare mit Mama und Papa eine Belohnung, wenn ich nur ganz wenig Angst und fast gar kein Bauchweh vorher habe.

- Wie oft habe ich es eigentlich schon geschafft, zum Arzt zu gehen? Ich schaue mal mit Mama im Kalender nach und trage das Datum in einem Kästchen ein. Die restlichen Kästchen sind für meine nächsten Arztbesuche, die ich geschafft habe!

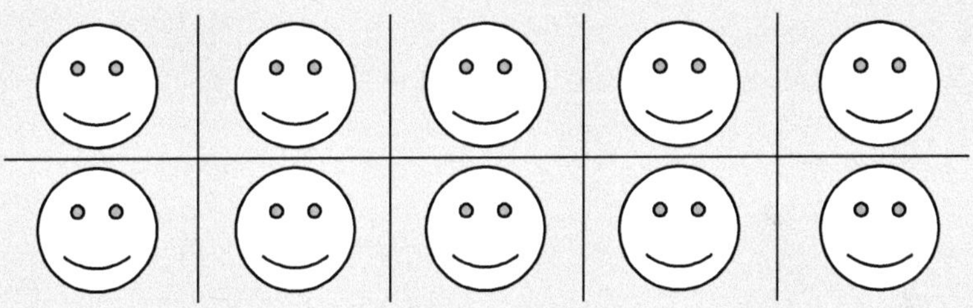

Mut-mach-Plan für Kevin

Ich habe Angst davor, andere Kinder zu fragen, ob sie am Nachmittag mit mir spielen.

Was kann ich tun?

- Mit welchen Kindern würde ich ab und zu gerne spielen? Ich schreibe ihre Namen mal auf:

  ....

  ....

- Welche Sachen könnte ich mit anderen Kindern zusammen machen, die mich interessieren?

  ....

  ....

- ▶ Ich suche mir einen Tag in dieser Woche aus, an dem ich mich mit einem anderen Kind treffen will (bitte ankreuzen):

☐	☐	☐	☐	☐	☐	☐
Montag	Dienstag	Mitt-woch	Donners-tag	Freitag	Samstag	Sonntag

- ▶ Nach diesem Treffen (bitte ankreuzen/ausfüllen):
  - Wo haben wir gespielt? ☐ bei mir ☐ beim anderen ☐ draußen
  - Was haben wir gemacht?

    ....

    ....
  - Wie hat es mir gefallen?

☐	☐	☐	☐	☐
gar nicht	etwas	mittel	gut	sehr gut

  - Was fand ich am besten?

    ....

    ....

- ▶ Ich nehme mir für die nächste Woche einen neuen Tag vor, an dem ich mich mit einem Kind zum Spielen verabrede:

☐	☐	☐	☐	☐	☐	☐
Montag	Dienstag	Mitt-woch	Donners-tag	Freitag	Samstag	Sonntag

4.17 Modul (6) Emotionsregulation/Problemlösen: Problemlöseschema

Übersicht

Übersicht zur Therapiestunde Problemlöseschema

(1) Einführung
- Begrüßung, ggf. Aufnahme neuer Teilnehmer, Zuständigkeit Ablaufplakat
- Rückmeldebogen
- Übungsaufgabe besprechen

(2) Aktuelle Interventionen und Übungsaufgabe
- Problemsammlung
- Einführung des »Problemlöseplans« (Arbeitsblatt 69)
- Individueller Transfer
- Neue Übungsaufgabe: Ausprobieren der »Lösung« (Arbeitsblatt 69)

(3) Selbsteinschätzung und Abschluss
- Selbsteinschätzungsbogen
- Schatzkiste
- Spiel

(4) Elternarbeit
- Zusammenfassung der Kinderstunde
- Besprechung der Eltern-Hausaufgabe
- Erläuterungen und neue Eltern-Hausaufgabe: Unterstützung beim Problemlöseplan

(5) Benötigte Materialien
- Stifte, 2 Plakate
- Arbeitsblatt 69 »Problemlöseplan« (2 pro Kind)

4.17.1 Einführung

Begrüßung

Die Kinder werden begrüßt. Die Begrüßung (und damit der Beginn der Stunde) sollte für alle Kinder deutlich zu erkennen sein und der Aufmerksamkeitsfokussierung dienen. Als Hilfsmittel können ein akustisches Signal oder eine Stilleminute eingesetzt werden. Falls ein neues Kind dabei ist, werden die (alle oder die wichtigsten) Regeln gemeinsam durchgegangen; das neue Kind bekommt eine Mappe, einen Rückmeldebogen, das Blatt mit den Regeln (AB 5) und das Stempelblatt (AB 4). Ein Kind ist zuständig, den Zeiger auf dem Plakat »Ablauf« auf den jeweiligen Programmpunkt zu schieben. AB 4 + 5

Rückmeldebogen

AB 1

Jedes Kind liest die Einträge der letzten Stunde auf seinem Rückmeldebogen (AB 1) vor. Die anderen Kinder werden zum Zuhören angeleitet. Die Kinder werden ermutigt, auf das, was sie noch besser machen können, in der folgenden Therapiestunde zu achten. Im Laufe der Stunde können die Therapeutinnen durch einfache Gesten oder einen kurzen verbalen Hinweis immer wieder auf das Ziel Bezug nehmen, um die Kinder an ihre Aufgabe zu erinnern.

Übungsaufgabe besprechen

Jedes Kind stellt seine Übungsaufgabe kurz in der Gruppe vor. Jeder, der die Übungsaufgabe erledigt hat, erhält einen Stempel auf das Stempelblatt. Besonders positive Aspekte werden lobend hervorgehoben.

4.17.2 Aktuelle Interventionen und Übungsaufgabe

Thema und Ziele der Stunde

Ziel der Stunde ist, dass die Kinder lernen, wie man systematisch und strukturiert über ein Problem und die verschiedenen Lösungsmöglichkeiten nachdenken bzw. diese Lösungsoptionen dann ausprobieren und evaluieren kann.

Problemsammlung. Auf einem Plakat mit der Überschrift »Probleme« werden die (subjektiv empfundenen) Probleme der Kinder gesammelt (aus Sicht der Kinder!).

Einführung des Problemlöseplans. Anhand eines (einfachen) Beispiels wird das Problemlösen gemeinsam auf einem Plakat erarbeitet (entlang des »Problemlöseplans« wie auf AB 69 beschrieben).

AB 69

Individueller Transfer. Dann wird für jedes Kind ein eigenes, eng umschriebenes Problem ausgesucht, für das es mit Hilfe der Therapeutinnen die erste Seite seines Problemlöseplans (AB 69) ausfüllen soll. Das Beispiel soll sich an den tatsächlichen Schwierigkeiten des Kindes orientieren. Die Erfahrungen beim Ausfüllen werden in der Gruppe besprochen.

Neue Übungsaufgabe. Hausaufgabe ist, die ausgesuchte »Lösung« in die Tat umzusetzen und auszuprobieren. Die Erfahrungen werden schriftlich auf Arbeitsblatt 69, Seite 2 festgehalten.

Erläuterungen und Hinweise

Im Mittelpunkt der Stunde sollen die Probleme stehen, die die Kinder selbst benennen, nicht die von Eltern oder sonstigen Bezugspersonen benannten. Es sollte auch keine Bewertung stattfinden (z. B. »Du hast doch noch ganz andere Probleme!«), denn es geht um die subjektive Sicht der Kinder. Wie im nachstehenden Fallbeispiel geschildert, führt der gruppentherapeutische Prozess in der Regel dazu, dass die Kinder sich öffnen und reflektiert über die sie besonders bewegenden Probleme und Sorgen berichten.

Fallbeispiel

Sammlung der »Probleme«

In der stationären Kinder- und Jugendpsychiatrie wurde die FESKKO-Therapiegruppe als offene Gruppe zweimal wöchentlich von einer Therapeutin und einer Ko-Therapeutin durchgeführt. Häufigste Diagnose auf der Kinderstation waren die hyperkinetischen Störungen des Sozialverhaltens, häufig auch komorbid mit emotionalen Auffälligkeiten. Die dissozialen Kinder gaben in den Aufnahmegesprächen ausnahmslos an, dass sie beim besten Willen nicht wüssten, warum sie stationär aufgenommen werden sollten, sie hätten keine Probleme, die anderen in der Schule/Familie hätten höchstens welche. Auch wenn man sie mit entsprechenden Fakten konfrontierte, wurden diese verneint, relativiert oder fremdattribuiert.

Wir entschieden uns deshalb in der Konzeption dieser Gruppe, nicht mit der Problemsammlung zu beginnen, sondern erst eine gute therapeutische Beziehung, die Arbeit an Emotionen und Kognitionen und das Einüben von sozialen Fertigkeiten zu etablieren. Zentral war außerdem, eine vertrauensvolle und offene Atmosphäre in der Gruppe entstehen zu lassen. Vor diesem Hintergrund zeigte sich dann eine erstaunliche Entwicklung einer ganzen Reihe dieser dissozialen Kinder: Ihre schwierigen und belastenden Lebenserfahrungen und die damit verbundenen Emotionen konnten von ihnen thematisiert werden, und zum ersten Mal gaben sie in der Problemsammlung an, wie belastend sie selbst ihre Verhaltensweisen erlebten. Bei der Erstellung und Besprechung dieser Problemsammlung zeigten sich alle Kinder höchst konzentriert, affektiv positiv beteiligt und einander unterstützend und tröstend. Hier die Liste der in dieser Gruppe von 8- bis 11-Jährigen gesammelten Probleme:

- Ich bin wütend und traurig, weil Mama und Papa nicht mehr zusammen sind
- Ich bin ausgerastet
- Ich bin sehr wütend geworden
- Ich hatte oft Schlägereien in der Schule
- Ich habe andere geschlagen
- Ich gehe nur 3 Stunden am Tag in die Schule
- Andere Kinder sagen gemeine Sachen zu mir
- Mama und Papa hatten oft Streit, das war für mich nicht schön
- Ich streite oft mit Papa, er haut mich auch, es tut weh, ich habe Angst davor
- Ich höre nicht auf meine Eltern
- Ich bin traurig, wenn die Mama ein Versprechen nicht einhält
- Ich darf nicht mehr bei der Mama wohnen und muss ins Kinderheim

4.17.3 Selbsteinschätzung und Abschluss

Selbsteinschätzung

AB 3

Jedes Kind schätzt sich selbst ein auf seinem Selbsteinschätzungsbogen (AB 3) und erhält eine entsprechende Fremdeinschätzung von den Therapeutinnen.

Schatzkiste und Abschluss

AB 1

Die Kinder, die mindestens noch einen Smiley haben, dürfen in die Schatzkiste greifen (Belohnung). Gemeinsam wird entschieden, ob eine Geschichte vorgelesen, eine Entspannungsübung oder Spiel gemacht wird. Währenddessen füllt eine der Therapeutinnen die Rückmeldebögen (AB 1) aus, die sich die Kinder anschließend abholen dürfen oder zu Beginn der nächsten Stunde ausgeteilt werden.

4.17.4 Elternarbeit

Gemeinsame Zusammenfassung und Erläuterung der Kinderstunde

Die Kinder berichten den Eltern mit Unterstützung der Therapeutinnen, was sie in der Stunde gemacht haben. Die Therapeutinnen erläutern den Hintergrund. Die Übungsaufgabe der Kinder wird erklärt und ggf. um aktive Unterstützung durch die Eltern gebeten.

Besprechung der Eltern-Hausaufgabe

Die Eltern berichten von den Inhalten und Erfahrungen der letzten Eltern-Hausaufgabe und tauschen sich, angeleitet durch die Therapeutinnen, aus. Positive Aspekte werden von den Therapeutinnen hervorgehoben und verstärkt.

Thema und Ziele der Elternarbeit in dieser Stunde

Psychoedukation. Die Eltern lernen das Prinzip des strukturierten Problemlösens kennen: Identifikation des Problems, Generierung von Lösungsoptionen, Auswahl und Ausprobieren einer Lösung, Evaluation. In der Regel ist das Vorgehen für die Eltern gut verständlich. Es sollte allerdings beim Schritt der Generierung von Lösungsoptionen betont werden, dass es hier noch nicht darum geht, die Lösungen zu bewerten und gegebenenfalls (vorschnell) zu verwerfen, sondern nur darum, sie wertfrei zu sammeln.

Hausaufgabe. Die Eltern (bzw. Betreuer) sollen dem Kind helfen, Seite 2 des »Problemlöseplans« (AB 69) zu vervollständigen. Außerdem werden sie ermutigt, diese Vorlage auch bei anderen Problemen zuhause gemeinsam mit ihrem Kind zu verwenden; dafür bekommen sie noch eine Blanko-Vorlage des Plans (AB 69).

Erläuterungen und Hinweise

Das Problemlöseschema kann man an einem Beispiel aus dem Eltern-Alltag erläutern. Es ist besonders hilfreich für Kinder (und Eltern), die Probleme in der Selbststrukturierung haben und Probleme häufig impulsiv angehen. Man kann es gut gemeinsam nutzen zur Vorbereitung schwieriger Situationen (z. B. Einkaufen gehen mit einem ADHS-Kind), weil dann die Kinder stolz darauf sind, dass sie an der Vorbereitung und Lösung partizipieren können.

Abschluss

Eltern und Kindern wird am Ende für ihre Teilnahme und ihren Einsatz gedankt. Die Therapeutinnen verabschieden sich damit, dass sie sich auf die nächste Stunde freuen, und achten darauf, dass niemand der Teilnehmer seine Arbeitsmappe vergisst.

4.18 Modul (7) Familie: Meine Familie

Übersicht

Übersicht zur Therapiestunde Meine Familie

(1) Einführung
- Begrüßung, ggf. Aufnahme neuer Teilnehmer, Zuständigkeit Ablaufplakat
- Rückmeldebogen
- Übungsaufgabe besprechen

(2) Aktuelle Interventionen und Übungsaufgabe
- »Imaginationsübung« (Arbeitsblatt 70)
- Reflexion der eigenen Familie: »Wer ist wie in unserer Familie?« (Arbeitsblatt 71), »Meine Familie« (Arbeitsblatt 72)
- Übungsaufgabe: Foto der Familie

(3) Selbsteinschätzung und Abschluss
- Selbsteinschätzungsbogen
- Schatzkiste
- Spiel

(4) Elternarbeit
- Zusammenfassung der Kinderstunde
- Besprechung der Eltern-Hausaufgabe
- Erläuterungen und neue Eltern-Hausaufgabe: Reflexion über die Familie

(5) Benötigte Materialien
- Stifte, DIN-A4-Blätter (am besten Tonpapier), Klebstoff
- Arbeitsblätter 1, 3 bis 5, 70 bis 72

4.18.1 Einführung

Begrüßung

Die Kinder werden begrüßt. Die Begrüßung (und damit der Beginn der Stunde) sollte für alle Kinder deutlich zu erkennen sein und der Aufmerksamkeitsfokussierung dienen. Als Hilfsmittel können ein akustisches Signal oder eine Stilleminute eingesetzt werden. Falls ein neues Kind dabei ist, werden die (alle oder die wichtigsten) Regeln gemeinsam durchgegangen; das neue Kind bekommt eine Mappe, einen Rückmeldebogen, das Blatt mit den Regeln (AB 5) und das Stempelblatt (AB 4). Ein Kind ist zuständig, den Zeiger auf dem Plakat »Ablauf« auf den jeweiligen Programmpunkt zu schieben.

AB 4 + 5

Rückmeldebogen

AB 1

Jedes Kind liest die Einträge der letzten Stunde auf seinem Rückmeldebogen (AB 1) vor. Die anderen Kinder werden zum Zuhören angeleitet. Die Kinder werden ermutigt, auf das, was sie noch besser machen können, in der folgenden Therapiestunde zu achten. Im Laufe der Stunde können die Therapeutinnen durch einfache Gesten oder einen kurzen verbalen Hinweis immer wieder auf das Ziel Bezug nehmen, um die Kinder an ihre Aufgabe zu erinnern.

Übungsaufgabe besprechen
Jedes Kind stellt seine Übungsaufgabe kurz in der Gruppe vor. Jeder, der die Übungsaufgabe erledigt hat, erhält einen Stempel auf das Stempelblatt. Besonders positive Aspekte werden lobend hervorgehoben.

4.18.2 Aktuelle Interventionen und Übungsaufgabe

Thema und Ziele der Stunde
In dieser Stunde geht es um die Reflexion und Auseinandersetzung mit der eigenen familiären Situation und den familiären Problemen und Ressourcen.

Imaginationsübung. Nach einer kurzen Entspannungsinstruktion wird die Imaginationsübung (AB 70) zum Thema Familie vorgelesen. AB 70

Reflexion der eigenen Familie. *Altersgruppe 7–10 Jahre*: Jedes Kind bearbeitet Arbeitsblatt 72 »Meine Familie« und stellt es dann in der Gruppe vor.

Altersgruppe 9–13 Jahre: Jedes Kind schreibt die Namen seiner wichtigsten Familienmitglieder (einschließlich sich selbst) nebeneinander auf ein DIN-A4-Blatt im Querformat (mit genügend Abstand zwischen den Namen). Dann bekommt jedes Kind Arbeitsblatt 71 »Wer ist wie in unserer Familie?« und schneidet die einzelnen Aussagen aus. Jetzt ordnet es in Ruhe die einzelnen Aussagen den verschiedenen Familienmitgliedern zu und klebt sie unter die entsprechenden Namen (s. Fallbeispiel in Abschn. 4.18.3). Zum Schluss klebt das Kind die beiden Zettel »Von meiner Mutter würde ich mir wünschen«/»Von meinem Vater würde ich mir wünschen« dazu und füllt sie aus. Wer möchte, kann sein Blatt der Gruppe vorstellen. AB 71 + 72

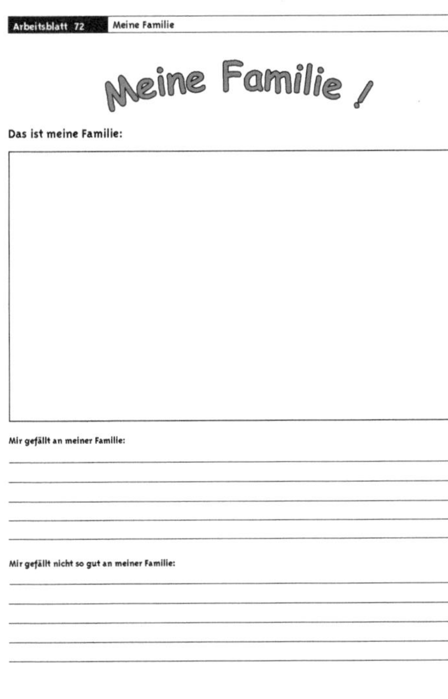
Arbeitsblatt 72 | Meine Familie

Meine Familie !

Das ist meine Familie:

Mir gefällt an meiner Familie:

Mir gefällt nicht so gut an meiner Familie:

© Maur • Schwenck: FESKKO. Beltz, 2013

Übungsaufgabe. Jedes Kind bringt ein Foto von seiner Familie mit.

Erläuterungen und Hinweise
Diese Stunde ist relativ unkompliziert, wenn sie mit jüngeren Kindern im ambulanten Setting durchgeführt wird. Die Kinder können sich durchaus gut auf die Imaginationsübung einlassen. Die Art

und Weise, wie sie Arbeitsblatt 72 ausfüllen, fällt allerdings qualitativ sehr unterschiedlich aus.

Sehr viel Fingerspitzengefühl in der Durchführung braucht es dagegen zum einen bei bereits pubertierenden Kindern, zum anderen insbesondere bei Kindern, die aus sehr problematischen Elternhäusern kommen bzw. in Jugendhilfeeinrichtungen (oder auch Pflegefamilien) leben. Für diese Gruppe von Kindern/Jugendlichen sollte man kritisch prüfen, ob die Stunde in der vorgeschlagenen Form überhaupt durchführbar ist. Für diese Kinder/Jugendlichen ist möglicherweise schon die Imaginationsübung problematisch, wenn sie zur (ungeschützten) Erinnerung belastender Lebensereignisse führt. Man sollte auch überlegen, ob man die Aussagen auf Arbeitsblatt 71 für diese Gruppe modifiziert. Auf jeden Fall sollte man genug Zeit einplanen, um starke emotionale Reaktionen der Kinder/Jugendlichen auffangen zu können.

Fallbeispiel

»Meine Familie«

Der 12-jährige Alexander nahm an einer ambulanten FESKKO-Gruppe teil, weil er immer wieder Schwierigkeiten mit Gleichaltrigen hatte. Seine ADHS war medikamentös gut eingestellt, er zeigte sehr gute schulische Leistungen auf dem Gymnasium. In der Gruppe wurde schnell deutlich, warum es immer wieder soziale Probleme gab: Er wirkte abweisend und kalt, ließ seine intellektuelle Überlegenheit heraushängen und lächelte abschätzig, wenn andere über ihre Sorgen und Nöte berichteten. Mit Hilfe des Rückmeldebogens wurde ihm erstmals in seinem Leben zurückgemeldet, wie er auf andere wirkte. Obwohl es ihm nicht leicht fiel, kritische Rückmeldungen anzunehmen, strengte er sich sehr an, sein soziales Verhalten zu verbessern, was ihm auch zunehmend besser gelang. Er selbst war positiv überrascht, wie anders sich die Kinder plötzlich ihm gegenüber verhielten.

Den Therapeutinnen war schon länger bekannt, dass die häusliche Situation von Alexander sehr schwierig war: Die gesamte Familie litt unter dem impulsiven, chaotischen und sehr angespannten Vater, der selbst nicht der Meinung war, dass irgendetwas in seinem Verhalten problematisch sei und alle Hilfsangebote ablehnte. Alexander hatte jedes Gespräch über die familiäre Situation in der Therapie vermieden oder aber die Probleme bagatellisiert. In der Therapiestunde »Meine Familie« charakterisierte er die Familienmitglieder folgendermaßen:

Mama	Papa	Schwester	Ich
ist für Termine zuständig	versteht mich nicht gut	versteht mich	lässt sich schnell provozieren
hilft mir bei Schulsachen	ist schnell wütend	tröstet mich	kann man am besten mit lachen

▶

Mama	Papa	Schwester	Ich
fragt, wie es mir geht	nervt am meisten	kann sich gut in andere hineinversetzen	spielt gerne
ist für Ordnung zuständig	macht viel Unordnung	kennt sich mit dem Computer aus	
Von meiner Mutter würde ich mir wünschen: weniger meckern, nicht drängen bei Stress	*Von meinem Vater würde ich mir wünschen:* mehr Ruhe bewahren, mehr Ordnung		

In der nächsten Einzeltherapie-Stunde erzählte er, wie schrecklich er die familiäre Situation finde und dass er hoffe, dass seine Mutter sich endlich von seinem Vater trenne. Er sei sehr froh, dass er seine Schwester habe, denn die verstehe ihn, während er seine Mutter nicht noch mit seinen Sorgen belasten wolle, der gehe es schon schlecht genug. Er weinte die ganze Stunde.

Die Idee zu den »Aussagen« geht zurück auf das therapeutische Spiel von Peter Allemann »*Was wir wissen – was wir können*« (zu beziehen über www.kikt-thema.de).

Wird FESKKO als geschlossene Psychotherapie-Gruppe durchgeführt, so ist dies die vorletzte Stunde. Es folgt dann als letzte Stunde »4.3 Modul Selbstwert: Positive Rückmeldungen von anderen«.

4.18.3 Selbsteinschätzung und Abschluss

Selbsteinschätzung

Jedes Kind schätzt sich selbst ein auf seinem Selbsteinschätzungsbogen (AB 3) und erhält eine entsprechende Fremdeinschätzung von den Therapeutinnen.

AB 3

Schatzkiste und Abschluss

Die Kinder, die mindestens noch einen Smiley haben, dürfen in die Schatzkiste greifen (Belohnung). Gemeinsam wird entschieden, ob eine Geschichte vorgelesen, eine Entspannungsübung oder Spiel gemacht wird. Währenddessen füllt eine der Therapeutinnen die Rückmeldebögen (AB 1) aus, die sich die Kinder anschließend abholen dürfen oder zu Beginn der nächsten Stunde ausgeteilt werden.

AB 1

4.18.4 Elternarbeit

Gemeinsame Zusammenfassung und Erläuterung der Kinderstunde

Die Kinder berichten den Eltern mit Unterstützung der Therapeutinnen, was sie in der Stunde gemacht haben. Die Therapeutinnen erläutern den Hintergrund. Die Übungsaufgabe der Kinder wird erklärt und ggf. um aktive Unterstützung durch die Eltern gebeten.

Besprechung der Eltern-Hausaufgabe

Die Eltern berichten von den Inhalten und Erfahrungen der letzten Eltern-Hausaufgabe und tauschen sich, angeleitet durch die Therapeutinnen, aus. Positive Aspekte werden von den Therapeutinnen hervorgehoben und verstärkt.

Thema und Ziele der Elternarbeit in dieser Stunde

Familie aus Kindersicht. Den Eltern wird erläutert, dass es in der Stunde um die subjektive Sicht ihres Kindes auf die eigene Familie ging.

Hausaufgabe. Die Eltern sollen ihr Kind zuhause fragen, ob es Lust hat, ihnen das Arbeitsblatt »Meine Familie« (AB 72) bzw. »Wer ist wie in unserer Familie?« (AB 71) zu zeigen und darüber zu sprechen.

AB 71 + 72

Erläuterungen und Hinweise

Es ist wichtig zu verdeutlichen, dass die Sicht eines Kindes auf die familiäre Situation sich sehr von der Sicht der Eltern unterscheiden kann. Wenn das Kind nicht über sein Arbeitsblatt sprechen möchte, sollte dies von den Eltern akzeptiert werden. Dabei sollte das Kind weder aktiv bedrängt noch passiv durch gekränkte Reaktionen erpresst werden. Wenn es den Eltern sein Arbeitsblatt zeigt, so ist wichtig, dass die Eltern den Schilderungen zuhören und interessiert nachfragen, nicht aber die Sicht des Kindes be- und verurteilen. Auch ist es nicht notwendig, in direkten Aktionismus hinsichtlich der Wünsche des Kindes zu verfallen und diese unmittelbar umzusetzen. Es geht zunächst nur um die Akzeptanz und wertschätzende Wahrnehmung der Sichtweise des Kindes auf die Familie.

Abschluss

Eltern und Kindern wird am Ende für ihre Teilnahme und ihren Einsatz gedankt. Die Therapeutinnen verabschieden sich damit, dass sie sich auf die nächste Stunde freuen, und achten darauf, dass niemand der Teilnehmer seine Arbeitsmappe vergisst.

4.19 Modul (8) Elternabend

4.19.1 Inhalte des Elternabends

Der Elternabend findet *vor* dem Beginn der ersten Stunde mit den Kindern/Jugendlichen statt. Die Eltern sollen aktiv und sehr wertschätzend in den Verlauf des Elternabends eingebunden werden. Er dient vier wesentlichen Punkten:

(1) dem Kennenlernen der Eltern untereinander (und natürlich auch der Therapeutinnen, falls die Eltern diese noch nicht kennen)

(2) der Vermittlung von Wissen zu externalisierenden und internalisierenden Störungsbildern mit dem Ziel, dass die Eltern ihr Kind besser verstehen und das Vorgehen der Gruppenpsychotherapie nachvollziehen können

(3) einen Überblick zu geben über das therapeutische Vorgehen im Rahmen der Gruppe

(4) der Förderung der Motivation der Eltern, sich zu engagieren und ihr Kind im Rahmen der Gruppenpsychotherapie aktiv zu unterstützen

Da im Gruppenablauf häufig nur ein Elternteil an der wöchentlichen Elternarbeit teilnehmen kann, erbitten wir für den Elternabend immer die Teilnahme beider Elternteile (sofern möglich).

Der Elternabend ist vor allem im ambulanten Setting sehr gut durchführbar. Im stationären Rahmen ist es stark von den Ressourcen der Eltern abhängig, ob ein solcher Elternabend machbar und sinnvoll ist; die Gruppe mit den Kindern ist auch ohne vorhergehenden Elternabend ohne Probleme durchführbar.

Die Folien sind als Hilfestellung zur Durchführung gedacht und beliebig ergänzbar. Sie können die PowerPoint-Folien den Online-Materialien entnehmen.

Übersicht

(1) Begrüßung und Kennenlernen

Nach Begrüßung, Vorstellung der Therapeutinnen, Abklären des zeitlichen Ablaufs und Austeilen des Handouts machen wir folgende Kennenlern-Übung: Jedes Elternpaar bekommt ein farbiges DIN-A3-Tonpapier und einen dicken Filzschreiber. Aufgabe ist, die eigene Familie (Eltern und Kinder) zu zeichnen und mit Namen zu kennzeichnen. Dann sollen drei Gründe dazu notiert werden, warum das Kind an der Therapiegruppe teilnimmt, und drei Eigenschaften, die man an seinem Kind besonders mag. Jedes Elternpaar stellt sein Plakat dann vor der Gruppe vor. Für diesen Teil sollte man etwa eine halbe Stunde einplanen.

(2) Psychoedukation und Überblick über das therapeutische Vorgehen

Als Grundlage zur Ableitung des therapeutischen Vorgehens werden die spezifischen Besonderheiten von internalisierenden und externalisierenden Störungen dargestellt. Diese Besonderheiten sollten zur besseren Verständlichkeit mit Beispielen illustriert werden. Ziel ist, dass die Eltern die besonderen Erlebens- und Verhaltensweisen ihrer Kinder besser nachvollziehen können. Abgeleitet aus der ▶

Psychoedukation wird den Eltern dann in groben Zügen das behandlerische Vorgehen erläutert.

Zur besseren didaktischen Vermittlung und Visualisierung dieser Inhalte haben wir eine Reihe von Folien entwickelt, die nachfolgend einzeln erläutert werden.

Materialien:

- Farbiges DIN-A3-Tonpapier (eins pro Elternpaar)
- dicke Filzschreiber
- Handouts
- Powerpoint-Präsentation
- Laptop und Beamer

4.19.2 Erläuterungen der Elternabend-Folien

Folie 1 »Konzept der Gruppe«

Wir erklären in einfachen Worten, wodurch sich die Verhaltenstherapie auszeichnet: nämlich vor allem durch die konkrete Änderung von ungünstigem Verhalten und dem aktiven Einüben und Erleben neuer, hilfreicher Verhaltensweisen.

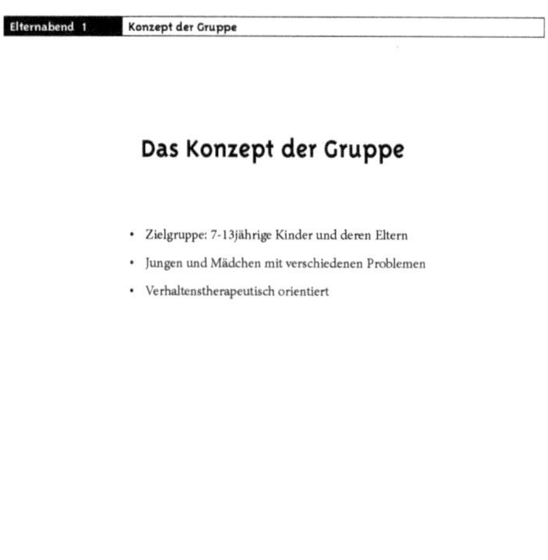
Elternabend 1
Konzept der Gruppe
Das Konzept der Gruppe
• Zielgruppe: 7-13jährige Kinder und deren Eltern
• Jungen und Mädchen mit verschiedenen Problemen
• Verhaltenstherapeutisch orientiert
© Maur • Schwenck: FESKKO. Beltz, 2013

Folie 2 »Zwei Problemarten«

Wir erläutern die Fachbegriffe »internalisierend« als Probleme, die sich mehr innerlich abspielen und von außen häufig zunächst gar nicht so deutlich wahrgenommen werden, und »externalisierend« als Verhaltensweisen, die sehr deutlich von außen wahrgenommen werden, weil sie die Umwelt auch unmittelbar betreffen.

Folie 3 »Störungsmodell«

Mit den Folien 3, 4 und 5 möchten wir den Eltern transparent machen, wie unser Störungsverständnis und davon stringent abgeleitet unser Behandlungsmodell aussieht.

Wir gehen Punkt für Punkt des Störungsmodells durch und erläutern es zunächst allgemein und dann anhand von zwei konkreten Verhaltensproblemen (ADHS und Angst). Erläuterungen sind:

- Temperament: schüchtern/gehemmt vs. extravertiert
- Genetik: spielt besonders bei ADHS eine große Rolle
- Biografie der Eltern: z. B. die eigene Erziehung, das Verhältnis zu den eigenen Eltern

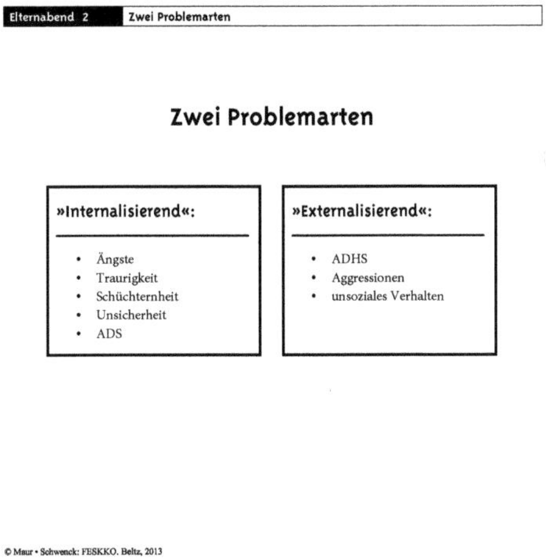

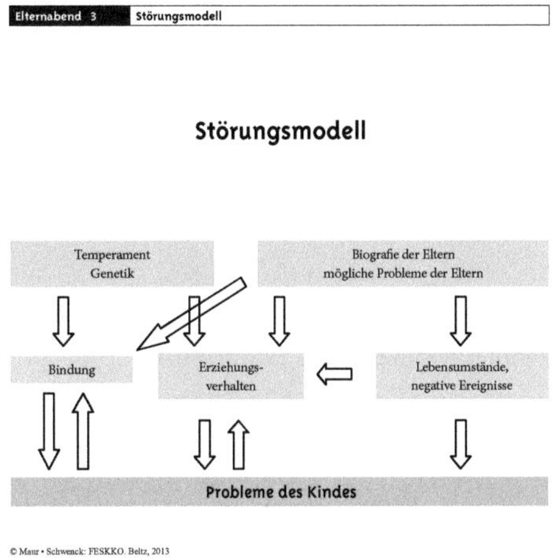

- Mögliche Probleme der Eltern (Psychopathologie): psychische Schwierigkeiten, z. B. Depressionen, Ängste, ADHS, Alkoholprobleme
- Bindung: sicher gebunden vs. unsicher gebunden, wie gut geht eine Bezugsperson auf die Bedürfnisse des Kindes ein (wie feinfühlig, warmherzig und konsistent in ihrem Verhalten ist sie)?
- Erziehungsverhalten: z. B. verwöhnend, streng, konsequent/inkonsequent, harsch, kontrollierend, Leistungsdruck aufbauend etc.
- Lebensumstände/negative Ereignisse: Trennung, Verluste, schulische Schwierigkeiten, Mobbing, Armut, alleinerziehendes Elternteil etc.

Folien 4 und 5 Beispiele für zwei Störungsmodelle (ADHS und Angst)

Es ist uns natürlich bewusst, dass diese beiden Störungsmodelle nicht umfassend die beiden Störungsbilder erklären, aber sie haben sich als Annäherung zum besseren Verständnis der komplexen Zusammenhänge als brauchbar erwiesen. Wir betonen,

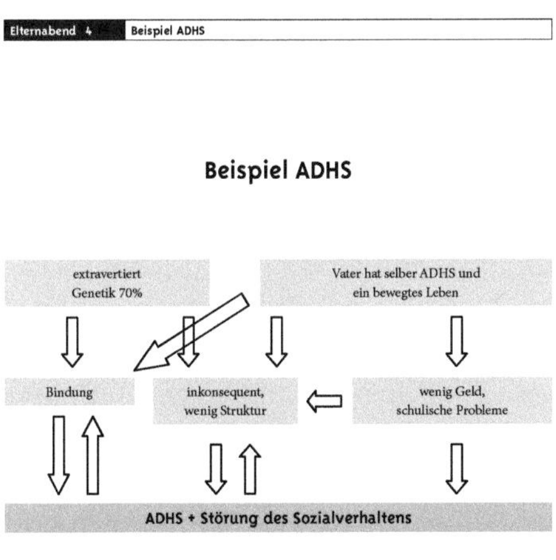

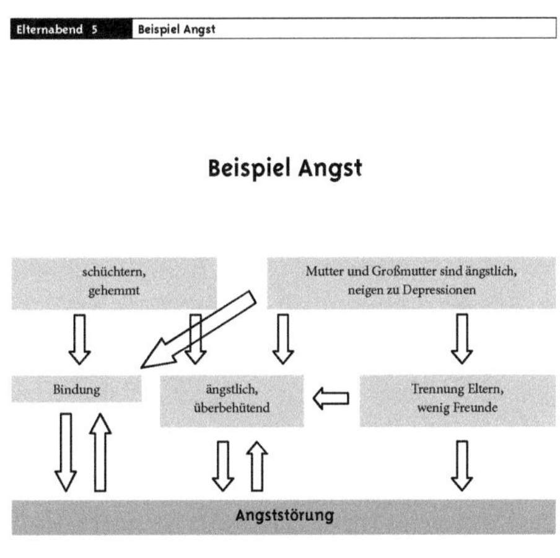

dass dies zwei Fallbeispiele sind, und selbstverständlich nicht alle der genannten Faktoren bei Kindern mit ADHS bzw. Ängsten zutreffen.

Wenn man eine sehr leistungsstarke Elterngruppe hat, kann man ihnen einen Ausdruck der Folie 3 (Störungsmodell) geben und sie bitten, als Elternpaar gemeinsam zu überlegen und zu notieren, welche der genannten Faktoren ihrer Meinung nach bei ihrem Kind eine besondere Rolle spielen bzw. gespielt haben. Wer von den Eltern möchte, kann seine Überlegungen in der Gruppe mitteilen.

Folie 6 »Behandlungsmodell«

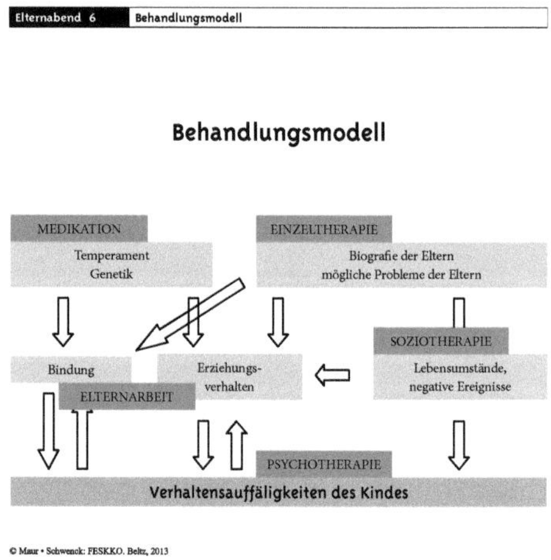

Diese Folie soll verdeutlichen, dass eine Therapiegruppe für Kinder in der Regel nur ein Baustein innerhalb eines multimodalen Behandlungskonzeptes sein kann. Weitere Erläuterungen sind:

- Medikation: kann eine hilfreiche therapeutische Maßnahme sein, insbesondere bei ADHS.
- Einzeltherapie: Wenn die psychischen Schwierigkeiten eines Elternteils zu gravierend sind, kann es sinnvoll sein, wenn dieses Elternteil sich selbst in psychotherapeutische oder psychiatrische Behandlung begibt.
- Soziotherapie: Hierunter fällt zum Beispiel die Unterstützung durch das Jugendamt in Form eines Erziehungsbeistands oder einer Sozialpädagogischen Familienhilfe.
- Elternarbeit: Die therapeutische Elternarbeit ist in vielen Formen möglich (Erziehungsberatung, Elterntraining, Bezugspersonenstunden im Rahmen der Psychotherapie des Kindes, Familientherapie, Unterstützungsangebote der Jugendhilfe etc.)
- Psychotherapie des Kindes: Einzel- und/oder Gruppentherapie

Die FESKKO-Gruppe integriert die beiden Behandlungsbausteine »Psychotherapie des Kindes (Gruppe)« und »Elternarbeit«.

Folien 7 und 8 »Basiskompetenzen«

Auf dieser Folie geht es darum zu verstehen, was hinter den sichtbaren Symptomen von internalisierenden und externalisierenden Störungsbildern steckt: nämlich besondere Wahrnehmungs-, Erlebens- und Verhaltensprozesse. Wir haben das unter dem Stichwort »Basiskompetenzen« zusammengefasst; damit meinen wir Fertigkeiten, die wir brauchen, um unser Leben zu meistern, Probleme zu bewältigen und unser soziales Verhalten zu gestalten.

Beim Elternabend gehen wir diese Basiskompetenzen Punkt für Punkt durch und erläutern sie mit vielen Beispielen. Man kann die Eltern dabei gut einbeziehen und nach ihren Beobachtungen und Erfahrungen in diesen Bereichen fragen.

Elternabend 7 | Basiskompetenzen (I)

Basiskompetenzen (I)

Basiskompetenz	Internalisierend ⟵	⟶ Externalisierend
Umgang mit Gefühlen	nach außen überkontrolliert; Neigung zu Schuldgefühlen	unterkontrolliert; schnell und stark wütend
Gedanken	Grübeln; Sorge zu versagen; beobachten und bewerten sich stark selbst	Handlungen anderer werden oft als feindselig interpretiert
Verhalten	verhaltensgehemmt; angespannt	impulsiv; angstgehemmt; lernen schlecht aus Konsequenzen
Problemlösen	Vermeidung, Petzen	Aggression

Elternabend 8 | Basiskompetenzen (II)

Basiskompetenzen (II)

Basiskompetenz	Internalisierend ⟵	⟶ Externalisierend
Ursachenzuschreibung	»Glück/Zufall« bei Erfolg, »Looser« bei Misserfolg	»Ich bin super« bei Erfolg, »Die anderen sind schuld« bei Misserfolg/Problemen
Soziale Fertigkeiten	Unsicherheit, geringes Durchsetzungsvermögen, Rückzug	zu aggressiv, mangelndes Einfühlungsvermögen
Selbstbild	Unterschätzung eigener Fähigkeiten, selbstkritisch, perfektionistisch	Selbstüberschätzung, aber brüchig

Es ist noch einmal wichtig zu betonen, dass die Aufteilung »internalisierend vs. externalisierend« natürlich eine künstliche ist und durchaus Anteile von beiden Richtungen bei einem Kind vorkommen können.

Folien 9 und 10 »Ziele«

Hier werden die Ziele der FESKKO-Gruppentherapie vorgestellt. Auch hier sollte man die Eltern einbeziehen und fragen, welche der genannten Ziele ihnen für ihr Kind besonders am Herzen liegen und welche dieser Fertigkeiten ihr Kind schon gut kann (Ressourcenorientierung).

Elternabend 9 | Ziele der Gruppe (I)

Ziele der Gruppe (I)

- Gefühle besser erkennen und besser ausdrücken
- mit negativen Gefühlen und Stress besser umgehen
- sich besser in andere hineinversetzen
- sich selber realistischer einschätzen
- die Auswirkungen des eigenen Tuns auf andere richtig einschätzen

Elternabend 10 | Ziele der Gruppe (II)

Ziele der Gruppe (II)

- negative Gedanken reduzieren, positive Gedanken fördern
- soziale Situationen besser erkennen
- sich selbstsicher und sozial verhalten
- ein besseres Selbstwertgefühl
- mit Problemen besser umgehen
- seine Handlungen besser kontrollieren

Folie 11 »Bausteine«

Die einzelnen Module werden anhand einiger Beispiele aus dem Manual erläutert. Wir machen dies anhand eingescannter Beispiele aus vorangegangenen Gruppen. Die Eltern werden darauf hingewiesen, dass sie die Einzelheiten und das genaue Vorgehen noch einmal nach jeder Kinderstunde erläutert bekommen.

Elternabend 11 | Bausteine

Bausteine

(1) Selbstwert
(2) Gefühle
(3) Gedanken
(4) Selbst- und Fremdwahrnehmung
(5) Problemlösen
(6) Familie

Elternabend 12 | Rahmenbedingungen und Struktur

Rahmenbedingungen und Struktur

- fester Ablauf
- klare und verbindliche Regeln
- positive und negative Konsequenzen
- Rückmeldungen zum Verhalten

Folie 12 »Rahmenbedingungen und Struktur«

Die Stunden laufen nach einer festen Struktur ab. Rituale und feste Strukturen sind für Kinder wichtig, weil sie Sicherheit, Verlässlichkeit und Nachvollziehbarkeit garantieren. Wir verzichten an dieser Stelle auf weitere Ausführungen zu den Folien 12 bis 16, weil diese sich bereits im Kapitel 3 dieses Buches finden.

Folie 17 »Techniken und Materialien«

Wir erklären, welche Methoden und Materialien wir im Rahmen der Gruppentherapie verwenden.

Elternabend 17 | Techniken und Materialien

Techniken und Materialien

- Rollenspiele
- Arbeitsblätter
- kleine Übungen
- Erinnerungshilfen für zuhause
- Übungsaufgaben für Kinder und Eltern
- Erläuterungen für die Eltern nach jeder Stunde
- schriftliche Informationen für Eltern

5 Fallbeispiele

In den Fallbeispielen geht es nicht um eine vollständige Darstellung des Patienten und seiner Behandlung (insbesondere auf den einzeltherapeutischen Verlauf wird nicht eingegangen), sondern um exemplarische Schilderungen des therapeutischen Prozesses in der Gruppentherapie.

5.1 Jonas (11 Jahre): Hyperkinetische Störung des Sozialverhaltens

Anamnese. Der 11-jährige Jonas kam in unsere Klinik, als der zweite Schulrauswurf drohte. In seiner Realschule galt er wegen seines ausgeprägt dissozialen Verhaltens als nicht mehr führbar. Die Schilderungen der Schule hinsichtlich Jonas' Verhalten waren eindrucksvoll.

Bei Aufnahme und in den ersten Wochen des Aufenthaltes stachen zwei Dinge besonders hervor: Zum einen die ausgeprägte Verweigerung von Jonas, in irgendeiner Form Verantwortung für seine Schwierigkeiten zu übernehmen, zum anderen die Bagatellisierungstendenzen in den Schilderungen seiner Eltern, die angaben, zuhause keine Schwierigkeiten mit ihrem Sohn zu haben (die Elternarbeit gestaltete sich ausgesprochen schwierig).

Auf Station imponierte ein schwerfällig wirkender, sich sehr langsam bewegender Junge, der ausgeprägte Probleme in Konzentration und Aufmerksamkeit zeigte; sozial interessierte sich Jonas nur für sich selbst, er überschätzte sich in vielen Dingen, fühlte sich leicht angegriffen bzw. unterstellte anderen »feindliche« Absichten, war offenkundig in keiner Weise gewöhnt, sich an Regeln zu halten, und versuchte, diese »hintenrum« zu umgehen.

Diagnose. Diagnostisch beschrieben wir Jonas folgendermaßen: Hyperkinetische Störung des Sozialverhaltens, Persönlichkeitsentwicklung geprägt durch narzisstische Züge, überdurchschnittliche Intelligenz, abnorme psychosoziale Umstände. Die Aufmerksamkeitsstörung wurde mit sehr gutem Erfolg mit Methylphenidat behandelt.

In unserer Gruppe fiel bei Jonas – neben den erheblichen Problemen in Aufmerksamkeit und Ablenkbarkeit (die sich bald durch die Medikation besserten) – zunächst auf, dass er wenig Interesse an anderen zeigte bzw. die Unfähigkeit, sich in sie hineinzuversetzen, die Tendenz, langatmig und auf oberflächliche Weise über sich selbst zu sprechen, anzugeben (u. a. mit Horrorfilmen), eine ausgeprägt externale Attribuierung bei Problemen, ein gekünstelt wirkendes Lachen und Witze auf Kosten anderer sowie das völlige Ignorieren von Hausaufgaben. Jonas innere Haltung kam in diesem Beispiel zur Fremdwahrnehmung sehr deutlich zum Ausdruck (Abb. 5.1).

Therapie. Jonas benötigte eine sehr starke Lenkung durch die Therapeutinnen (die er zunächst »notgedrungen« respektierte), insbesondere auch in Form häufiger und sehr

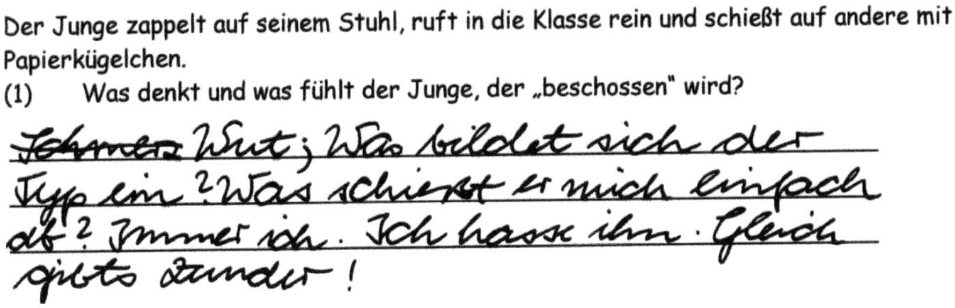
Der Junge zappelt auf seinem Stuhl, ruft in die Klasse rein und schießt auf andere mit Papierkügelchen.

(1) Was denkt und was fühlt der Junge, der „beschossen" wird?

~~Schmerz~~ Wut; Was bildet sich der Typ ein? Was schiesst er mich einfach ab? Immer ich. Ich hasse ihn. Gleich gibts Zunder!

Abbildung 5.1 Arbeitsblatt von Jonas zur Fremdwahrnehmung

direkter Rückmeldungen bzgl. seines Verhaltens, die ihn zu Beginn augenscheinlich verwunderten. Das Nichterledigen der Hausaufgaben wurde zum einen sanktioniert (und er musste sie jeweils ausführlich nacharbeiten), zum anderen merkte Jonas bald, dass die anderen Kinder sich sehr um die Hausaufgaben bemühten und es definitiv nicht als »cool« ankam, die Aufgaben nicht zu machen.

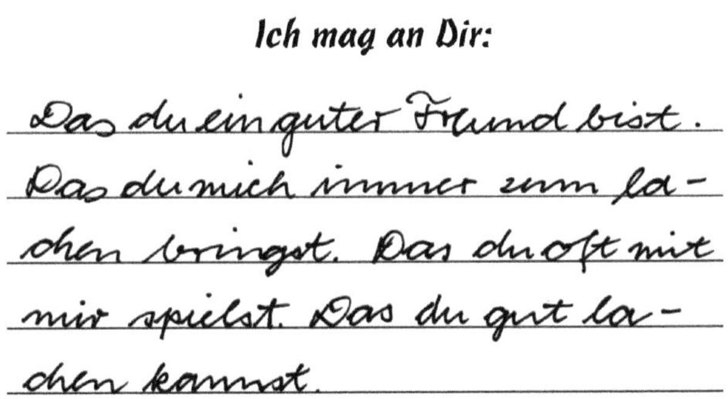
Ich mag an Dir:

Das du ein guter Freund bist. Das du mich immer zum lachen bringst. Das du oft mit mir spielst. Das du gut lachen kannst.

Abbildung 5.2 Rückmeldung von Jonas an ein anderes Kind

Im Verlauf zeigte Jonas (unerwartet schnell) eine positive Entwicklung: Er war plötzlich interessiert an den Inhalten der Gruppe, hörte aufmerksamer zu, zeigte prosoziale Verhaltensweisen, machte aktiv mit und überschlug sich fast darin, seine Hausaufgaben zu machen. Er sprach erstmals über (familiäre) Dinge, die ihn bewegten, und schien erstaunt und glücklich über die Vielfalt der positiven Rückmeldungen, die er erhielt. Auch konnte er besser auf andere Kinder eingehen (s. Abb. 5.2 »Ich mag an Dir«, eine Rückmeldung von ihm an ein anderes Kind in der Gruppe). In seinem Verhalten wirkte er echter als zuvor und dadurch sympathischer. Zu den Therapeutinnen schien er eine Bindung aufzubauen.

Wirkfaktoren. Als Wirkfaktoren für die Verbesserungen in Jonas Verhalten vermuten wir: die Medikation (schaffte ohne Zweifel die Grundlage), die klaren Regeln und Konsequenzen auf Station, das intensive Feedback bzgl. der Wirkung seines Verhaltens sowie die Inhalte der Gruppe, insbesondere Übungen mit sozialen und emotionalen Schwerpunkten.

5.2 Peter (10 Jahre): Komplexe Traumafolgestörung, ADHS

Anamnese. Der 10-jährige, für sein Alter sehr kleine Peter zeigte solche Verhaltensauffälligkeiten, dass er weder in Schule noch in der Familie mehr tragbar gewesen war. Während sich eine ausgeprägte ADHS bald bestätigte (und zunächst mit Methylphenidat, dann mit Atomoxetin behandelt wurde), zeigte sich auf Station die vermutete Störung des Sozialverhaltens nicht. Stattdessen erlebten wir ein durch höchst schwierige familiäre Umstände (verständlicherweise) extrem gestresstes Kind, das rührend prosozial sein konnte. Seine durchgehend negativen Erfahrungen in der Schule hatten zu einer kontinuierlichen Leistungsverweigerung und einem sehr negativen Selbstbild bzgl. seiner Leistungsfähigkeit geführt.

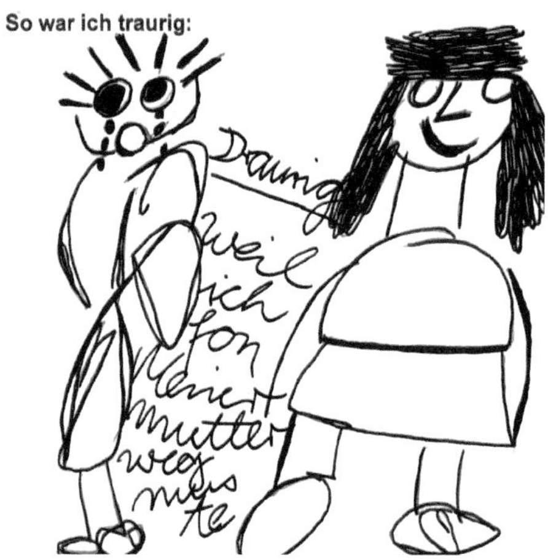

Abbildung 5.3 Peter malt seine Traurigkeit

Abbildung 5.3 zeigt Peters »Hauptthema«: seine Beziehung zu bzw. seine Trennung von seiner Mutter. Er hatte dazu geschrieben: »Draurig. Weil ich fon Meiner Mutter weg muste. Und weil Meine Mutter Misch fast Noch Nich besucht hat und Jetzt bin ich draurig und enteuscht und Habe angst das ich Ni wider Nach hause darf und das ich angst hate um Meine Mutter. Draurig.«

Therapie. Peters Verhalten in der Gruppe war extrem wechselhaft (auch innerhalb einer Stunde; siehe nachstehenden Ausschnitt aus seinem »Rückmeldebogen«): Zum einen mochte er die Gruppe sehr, war eifrig bei allen Übungen dabei, brachte inhaltlich sehr gute Beiträge und hielt die anderen Kinder zum Mitmachen und Zuhören an. Zum anderen aber war sein Verhalten – jeweils in Abhängigkeit zu den familiären Entwicklungen – teilweise extrem grenzwertig: Wegen seiner motorischen Unruhe und Impulsivität hatte er den »Ehrenplatz« neben einer der Therapeutinnen (den er später nicht mehr hergeben wollte), damit wir ihm immer wieder nonverbal zu mehr Ruhe und Fokussierung helfen konnten. Des Weiteren quittierte er Anforderungen zunächst immer mit einer Verweigerung, äußerte dies verbal auch sehr deutlich oder stand auf. Die an ihn angelegten Maßstäbe bzgl. seines Verhaltens waren deutlich »weicher« als die der anderen Kinder in der Gruppe, was diese auch rührend mittrugen. Kam es aber dennoch zu einer Sanktion, so konnten wir uns sicher sein, dass Peter aufgrund seines ohnehin schon so hohen Stresslevels »ausflippen« würde. Immer wieder kam es deshalb vor, dass eine der Therapeutinnen mit Peter die Gruppe für einige Zeit verlassen musste, bis er sich wieder emotional reguliert hatte. Diese Regulation funktionierte nur, weil die Beziehung zur Therapeutin »standhielt«.

Datum	Das habe ich schon gut gemacht:	Das kann ich noch lernen:
13. 06. 12	Ich habe keine Geräusche gemacht, gut aufgepasst und sehr viele gute Sachen gesagt. Toll!	Ich mache kein Geschrei, wenn ich etwas machen soll, sondern fange einfach an.
20. 06. 12	Obwohl ich nicht gut drauf war, habe ich die ganze Stunde durchgehalten! Prima!!	Ich störe und haue andere nicht, wenn ich nicht gut drauf bin.
27. 06. 12	Ich war ruhiger und konzentrierter und habe sehr gute Dinge gesagt. Ich habe andere nicht gestört. Super!	Ich zeige auf, wenn ich etwas sagen möchte.
04. 07. 12	Leider habe ich die Stunde nicht durchgehalten, was sehr schade war (wir haben deine guten Beiträge vermisst!). Das nächste Mal versuche ich wieder, bis zum Ende durchzuhalten.	

Trotz katastrophaler familiärer Bedingungen, der dadurch bedingten Traumafolgestörung und der ausgeprägten ADHS zeigte sich bei Peter zu keinem Zeitpunkt eine genuin dissoziale Entwicklung; im Gegenteil verstand er es, sich durch sein liebenswertes Wesen die Sympathien auf Station zu sichern. Dies spiegelte sich wider in den Rückmeldungen der Betreuerinnen an Peter (»Interview mit meinen Betreuern«, Modul »Selbstwert«: »Ich habe schöne grüne Augen; dass ich nicht nachtragend bin; dass ich sehr witzig bin und dass man mit mir Spaß hat; ich bin der Goldknopf; dass ich klein bin; dass ich kurze Haare habe«). In der Einzeltherapie konnte mit Peter nur begrenzt traumatherapeutisch gearbeitet werden, da das Jugendamt unserer dringenden Empfehlung zur stationären Jugendhilfemaßnahme nicht nachkam und die Perspektiven für Peter unklar waren.

5.3 Tamara (11 Jahre): PTBS, familiäre Belastungssituation

Anamnese. Tamara war zum Aufnahmezeitpunkt elf Jahre alt, wirkte aber deutlich älter (wobei sie aber körperlich nicht frühentwickelt war, sich auch nicht schminkte). Die anamnestischen Daten schienen eindeutig auf eine hyperkinetische Störung des Sozialverhaltens hinzuweisen, von der aber auf Station in den zwölf Wochen ihres Aufenthaltes nichts zu sehen war.

Diagnostik. Im Verlauf mehrten sich dann die Hinweise auf eine Posttraumatische Belastungsstörung nach sexuellem Missbrauch bei komplexer familiärer Problematik. Bei den (geschiedenen) Eltern – wiewohl sehr bemüht um Tamara – imponierten

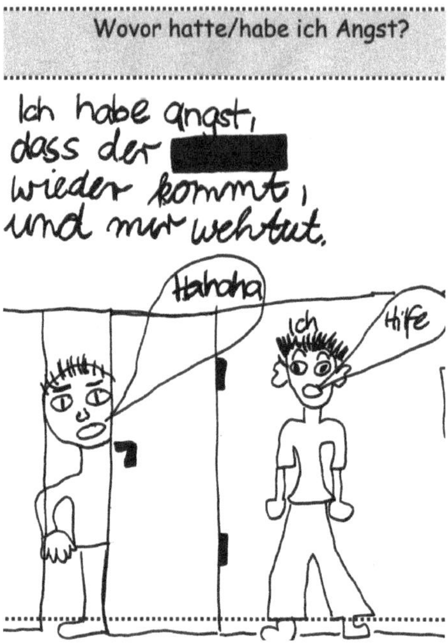
Wovor hatte/habe ich Angst?
Ich habe angst, dass der
wieder kommt,
und mir wehtut.
Hahaha
Ich
Hife

Abbildung 5.4 Tamara malt, wovor sie Angst hat

impulsive und emotional instabile Verhaltensweisen und erhebliche Defizite im Erziehungsverhalten, das wenig haltgebend war.

Therapie. Die ausgeprägte Erziehungsproblematik äußerte sich auch darin, dass Tamara Lösungen für ihr »Problemverhalten« zuhause suchte, die eigentlich ihre Eltern hätten finden müssen (was ihnen aber nicht gelang). Dieser Verantwortungsübernahme und Rollenumkehr (und dem sich darin äußernden starken Wunsch nach »Frieden«) von Tamara folgten stark oppositionelle Verhaltensweisen, die u. E. Ausdruck ihrer Überforderung und ihres Unverstandenseins waren.

Die Angst vor einem erneuten Übergriff wurde von Tamara bei der Übungsaufgabe zum Thema »Angst« bildlich dargestellt (s. Abb. 5.4).

In der Gruppe verhielt Tamara sich durchgehend angepasst und hatte insbesondere zu Beginn erhebliche Schwierigkeiten, ihre eigenen Bedürfnisse zu zeigen. Sie machte vorbildlich und mit differenzierten Beiträgen mit, konnte sich aber kaum gegen die Jungen in der Gruppe durchsetzen. Es tat ihr aber sichtlich gut, konsistent klare, geradlinige und sie ernst nehmende Beziehungen zu erleben, in denen die Verantwortung eindeutig auf Seiten der Erwachsenen lag. Während sie die eine Therapeutin allerdings idealisierte, so tendierte sie bei der anderen zu verweigernd-motzigem Verhalten (unsicher-ambivalenter Bindungsstil).

5.4 Sophie (8 Jahre): Spezifische Phobie, mittelgradige depressive Episode

Anamnese. Die 8-jährige Sophie kam wegen einer spezifischen Phobie (nämlich der, an Essen zu ersticken) sowie der sekundär entstandenen, mittelgradig ausgeprägten depressiven Episode in unsere Behandlung. Die Phobie wurde im Rahmen der Einzeltherapie behandelt und remittierte schnell.

In der Gruppe imponierte ein sehr gehemmt und unsicher wirkendes Mädchen, das nur leise und zaghaft sprach, kaum Blickkontakt hielt und von sich aus nicht auf andere Kinder zuging. Aufgrund der Depression war Sophie nur ansatzweise emotional schwingungsfähig mit nahezu eingefrorener Mimik, die sie für andere Kinder »unattraktiv« machte, was sie wiederum als Zurückweisung erlebte. Sophie neigte sehr stark zum Grübeln und äußerte typisch depressiv gefärbte Ängste. Sie versuchte, ihre Eltern und auch die Therapeutinnen stark unter Druck zu setzen, sie möglichst postwendend wieder zu entlassen. An den Wochenenden führte sie Stimmungs- und Aktivitätenprotokolle.

Therapie. Sophie profitierte in zweierlei Hinsicht besonders von der Gruppe: Erstens verbesserte sie ihre soziale Kompetenzen deutlich, d. h., sie sprach lauter, sie meldete sich von sich aus, sie achtete mehr auf die anderen Kinder (nicht nur auf die Therapeutinnen) und trat verstärkt mit ihnen in Interaktion, konnte sich auch besser durchsetzen. Die anderen Kinder bemerkten die Veränderungen und zeigten sich wieder interessierter an ihr. Zweitens konnten im kognitiven Teil – da sie für ihr Alter außergewöhnlich reflektiert war – sehr gut dysfunktionale Kognitionen identifiziert und modifiziert werden. Dafür benutzten wir vor allem Arbeitsblatt 59 »Was fühle, denke und mache ich?« (Abschn. 4.14), das Sophie jeden Tag (also nicht nur im Rahmen der Gruppe) ausfüllte. Von diesem Arbeitsblatt profitierte Sophie sehr, weil es nicht nur die kognitive Seite der Depression reflektiert, sondern auch die Aktivierung des Kindes beinhaltet (auf deren Umsetzung die Betreuer im Alltag achteten). Abbildung 5.5 zeigt ein Beispiel dieses Arbeitsblatts von Sophie

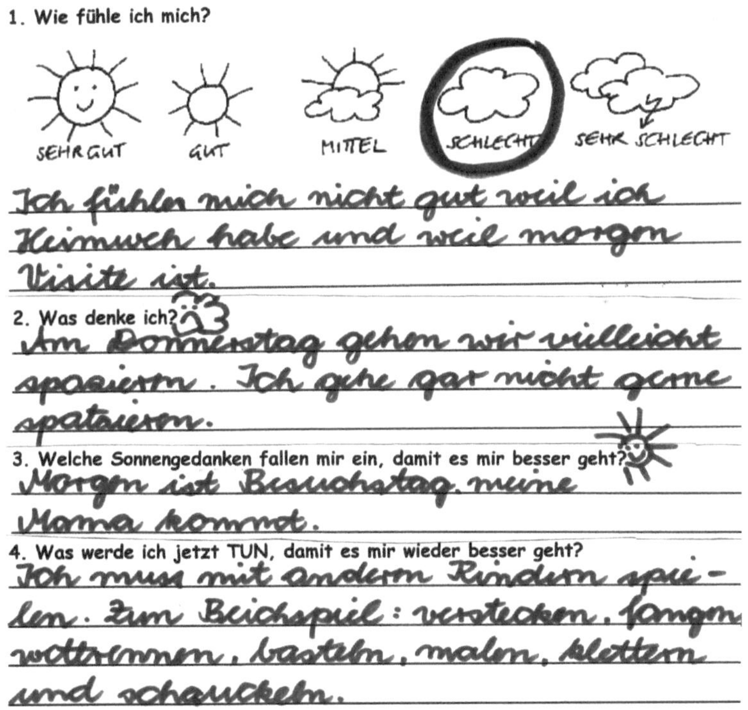

Abbildung 5.5 Sophies Arbeitsblatt zur Emotionsregulation

Nach vier Wochen konnten wir Sophie vollständig remittiert und guter Laune nach Hause entlassen. Ambulant besuchte sie einmal wöchentlich eine mototherapeutische Kindergruppe. Im 6-Monats-Follow-up sahen wir ein fröhliches, locker erzählendes, humorvolles Mädchen, das uns mit einer glänzenden Parodie ihrer Lehrerin verblüffte und erfreute.

Teil III
Anhang

Literatur

AACAP (2007). Practice parameter for the assessment and treatment of children and adolescents with depressive disorders. Journal of the American Academy of Child and Adolescent Psychiatry, 46, 1503–1526.

Adam, A. & Peters, M. (2003). Störungen der Persönlichkeitsentwicklung bei Kindern und Jugendlichen. Stuttgart: Kohlhammer.

Afifi, T. O., McMillan, K. A., Asmundson, G. J. G., Pietrzak, R. H. & Sareen, J. (2011). An examination of the relation between conduct disorder, childhood and adulthood traumatic events, and posttraumatic stress disorder in a nationally representative sample. Journal of Psychiatric Research, 45 (12), 1564–1572.

Altherr, P., Everling, S., Schröder, A. & Tittmann, E. (2007). ADS in der Schule (DVD). Göttingen: Vandenhoeck & Ruprecht.

Alvarez, H. K. & Ollendick, T. H. (2003). Individual and psychosocial risk factors. In C. A. Essau (Ed.), Conduct and Oppositional Defiant Disorders (pp. 97–116). Mahwah: Lawrence Erlbaum Ass.

Amato, P. R. (1994). Life-span adjustment of children to their parents' divorce. The Future of Children, 4, 143–164.

Aust-Claus, E. & Hammer, P. (2003). ADS – Eltern als Coach. Praktisches Workbook für Eltern. Wiesbaden: Optimind Media.

Bachmann, M., Bachmann, C., Rief, W. & Mattejat, F. (2008a). Wirksamkeit psychiatrischer und psychotherapeutischer Behandlungen bei psychischen Störungen von Kindern und Jugendlichen. Eine systematische Auswertung der Ergebnisse von Metaanalysen und Reviews. Teil I: Angststörungen und depressive Störungen. Zeitschrift für Kinder- und Jugendpsychiatrie und Psychotherapie, 36, 309–320.

Bachmann, M., Bachmann, C., Rief, W. & Mattejat, F. (2008b). Wirksamkeit psychiatrischer und psychotherapeutischer Behandlungen bei psychischen Störungen von Kindern und Jugendlichen. Eine systematische Auswertung der Ergebnisse von Metaanalysen und Reviews. Teil II: ADHS und Störungen des Sozialverhaltens. Zeitschrift für Kinder- und Jugendpsychiatrie und Psychotherapie, 36, 321–333.

Baierl, M. (2010). Herausforderung Alltag: Praxishandbuch für die pädagogische Arbeit mit psychisch gestörten Jugendlichen. Göttingen: Vandenhoeck & Ruprecht.

Ballash, N., Leyfer, O., Buckley, A. F. & Woodruff-Borden, J. (2006). Parental control in the etiology of anxiety. Clinical Child and Family Psychology Review, 9, 113–133.

Barkley, R. A. (1997). ADHD and the nature of self-control. New York: Guilford Press.

Barkley, R. A. (2006). Attention-Deficit Hyperactivity Disorder: A Handbook for Diagnosis and Treatment. New York: Guilford.

Bausum, J., Besser, L., Kühn, M. & Weiß, W. (Hrsg.). (2011). Traumapädagogik. Weinheim: Juventa.

Beelmann, A. & Raabe, T. (2007). Dissoziales Verhalten von Kindern und Jugendlichen: Erscheinungsformen, Entwicklung, Prävention und Intervention. Göttingen: Hogrefe.

Benjamin, L. S. (1996). Interpersonal Diagnosis and Treatment of Personality Disorders. New York: Guilford.

Biederman, J. (2005). ADHD: A selective overview. Biological Psychiatry, 57, 1215–1220.

Biederman, J., Petty, C. H., Hirshfeld-Becker, D. R., Henin, A., Faraone, S. V., Fraire, M., Henry, B., McQuade, J. & Rosenbaum, J. F. (2007). Developmental trajectories of anxiety disorders in offspring at high risk for panic disorder and major depression. Psychiatry Research, 153, 245–252.

Bloch, M. H. & Qawasmi, A. (2011). Omega-3 fatty acid supplementation for the treatment of children with ADHD symptomatology: systematic review and meta-analysis. Journal of the American Academy of Child and Adolescent Psychiatry, 50, 991–1000.

Brown, T. (2009). ADD / ADHD and impaired executive function in clinical practice. Current Attention Disorder Reports, 1, 37–41.

Buckner, J., Schmidt, N. B., Lang, A. R., Small, J. W., Schlauch, R. C. & Lewinsohn, P. M.

(2008). Specificity of social anxiety disorder as a risk factor for alcohol and cannabis dependence. Journal of Psychiatric Research, 42, 230–239.

Burke, J. D., Loeber, R. & Lahey, B. B. (2003). Course and outcomes. In C. A. Essau (Ed.), Conduct and Oppositional Defiant Disorders (pp. 61–94). Mahwah: Lawrence Erlbaum Ass.

Chronis, A. M., Jones, H. A. & Raggi, V. L. (2006). Evidence-based psychosocial treatments for children and adolescents with ADHD. Clinical Psychology Review, 26, 486–502.

Cierpka, M. (2007). FAUSTLOS – Grundschule. www.faustlos.de [17. 12. 2012].

Cohen, J. A., Mannarino, A. P. & Deblinger, E. (2006). Treating trauma und traumatic grief in children and adolescents. New York: Guilford.

Cortois, C. A. & Ford, J. D. (Eds.). (2009). Treating complex traumatic stress disorders. New York: Guildford.

Dadds, M. R. & Fraser, J. A. (2003). Prevention programs. In C. A. Essau (Ed.), Conduct and Oppositional Defiant Disorders (pp. 193–222). Mahwah: Lawrence Erlbaum Ass.

Dadds, M. R. & Rhodes, T. (2008). Aggression in young children with concurrent callous-unemotional traits: can the neurosciences inform progress and innovation in treatment approaches? Philosophical Transactions of the Royal Society B, 363, 2567–2576.

Danckaerts, M., Sonuga-Barke, E. J. S., Banaschewski, T., Buitelaar, J., Döpfner, M., Hollis, C., Santosh, P., Rothenberger, A., Sergeant, J., Steinhausen, H.-C., Taylor, E., Zuddas, A. & Coghill, D. (2010). The quality of life of children with attention deficit / hyperactivity disorder: a systematic review. European Child and Adolescent Psychiatry, 19, 83–105.

Daly, B. P., Creed, T., Xanthopoulos, M. & Brown, R. T. (2007). Psychosocial treatments for children with ADHD. Neuropsychological Review, 17, 73–89.

David-Ferdon, C. & Kaslow, N. J. (2008). Evidence-based psychosocial treatments for child and adolescent depression. Journal of Clinical Child and Adolescent Psychology, 37, 62–104.

Deutsche Gesellschaft für Kinder- und Jugendpsychiatrie und Psychotherapie (DGKJP) (Hrsg.). (2007). Leitlinien zur Diagnostik und Therapie von psychischen Störungen im Säuglings-, Kindes- und Jugendalter. Berlin: Deutscher Ärzte Verlag.

Dilling, H., Mombour, W. & Schmidt, M. H. (Hrsg.). (2011). Internationale Klassifikation psychischer Störungen: ICD-10, Kapitel V (F). Klinisch-diagnostische Leitlinien. Bern: Huber.

Döpfner, M. & Petermann, F. (2004). Leitlinien zur Diagnostik und Psychotherapie von aggressiv-dissozialen Störungen im Kindes- und Jugendalter: Ein evidenzbasierter Diskussionsvorschlag. Kindheit und Entwicklung, 13, 97–112.

Döpfner, M., Schürmann, S. & Frölich, J. (2013). Therapieprogramm für Kinder mit hyperkinetischem und oppositionellem Problemverhalten THOP. Weinheim: Beltz.

Dreisörner, T. (2006). Wirksamkeit verhaltenstherapeutischer Gruppenprogramme bei Kindern mit ADHS. Kindheit und Entwicklung, 15, 255–266.

Dufton, L. M. (2009). Anxiety and somatic complaints in children with recurrent abdominal pain and anxiety disorders. Journal of Pediatric Psychology, 34, 176–186.

Ellert, U., Neuhauser, H. & Roth-Isigkeit, A. (2007). Schmerzen bei Kindern und Jugendlichen in Deutschland: Prävalenz und Inanspruchnahme medizinischer Leistungen. Bundesgesundheitsblatt-Gesundheitsforschung-Gesundheitsschutz, 50, 711–717.

Essau, C. A. (2003). Angst bei Kindern und Jugendlichen. Stuttgart: UTB.

Essau, C. A. (Ed.). (2003). Conduct and Oppositional Defiant Disorders. Mahwah: Lawrence Erlbaum Ass.

Essau, C. A. & Petermann, U. (1995). Depression bei Kindern und Jugendlichen. Zeitschrift für Klinische Psychologie, Psychopathologie und Psychotherapie, 43, 18–33.

Esser, G., Ihle, W., Schmidt, M. H. & Blanz, B. (2000). Der Verlauf psychischer Störungen vom Kindes- zum Erwachsenenalter. Zeitschrift für Klinische Psychologie und Psychotherapie, 29, 276–283.

Essex, M. J., Klein, M. H., Slattery, M. J., Hill Goldsmith, H. & Kalin, N. H. (2010). Early risk factors and developmental pathways to chronic high inhibition and social anxiety disorder in adolescence. American Journal of Psychiatry, 167, 40–46.

Federer, M., Schneider, S., Margraf, J. & Herrle, J. (2000). Angstsensitivität und Angststörungen bei Achtjährigen. Kindheit und Entwicklung, 9, 241–250.

Fend, H. (2005). Entwicklungspsychologie des Jugendalters. Wiesbaden: Verlag für Sozialwissenschaften.

Fisak, B. & Grills-Taquechel, A. E. (2007). Parental modeling, reinforcement, and information transfer: risk factors in the development of child anxiety? Clinical Child and Family Psychology, 10, 213–231.

Frick, P. J. & White, S. F. (2008). Research Review: The importance of callous-unemotional traits for developmental models of aggressive and antisocial behavior. Journal of Child Psychology and Psychiatry, 49, 359–375.

Fuchs, B. (2011). Die 50 besten Spiele für Kindergruppen. München: Don Bosco.

Gebhardt, B., Finne, E., von Rahden, O. & Kolip, P. (2008). ADHS bei Kindern und Jugendlichen – Befragungsergebnisse und Auswertungen von Daten der Gmünder Ersatzkasse. St. Augustin: Asgard.

Gelhorn, H. L., Sakai, J. T., Price, R. K. & Crowley, T. J. (2007). DSM-IV conduct disorder criteria as predictors of antisocial personality disorder. Comprehensive Psychiatry, 48 (6), 529–538.

Gerlach, M., Warnke, A. & Wewetzer, C. (2004). Neuro-Psychopharmaka im Kindes- und Jugendalter. Wien: Springer.

Gibbons, R. D., Hendricks Brown, C., Hur, K., Marcus, S. M., Bhaumik, D. K., Erkens, J. A., Herings, R. M. C. & Mann, J. J. (2007). Early evidence on the effects of regulators' suicidality warnings on SSRI prescriptions and suicide in children and adolescents. American Journal of Psychiatry, 164, 1356–1363.

Görtz-Dorten, A. & Döpfner, M. (2010). Therapieprogramm für Kinder mit aggressivem Verhalten (THAV). Göttingen: Hogrefe.

Grasmann, D. & Stadler, C. (2008). Verhaltenstherapeutisches Intensivtraining zur Reduktion von Aggression. Wien: Springer.

Grawe, K. (2004). Neuropsychotherapie. Göttingen: Hogrefe.

Greenwald, R. (Ed.). (2002). Trauma and Juvenile Delinquency. New York: Haworth.

Greenwald, R. (2009). Treating problem behaviors: A trauma-informed approach. New York: Routledge.

Groen, G. & Petermann, F. (2008). Was wirkt in der Therapie von Depression bei Kindern und Jugendlichen wirklich? Kindheit und Entwicklung, 17, 243–251.

Groen, G. & Petermann, F. (2011). Depressive Kinder und Jugendliche. Göttingen: Hogrefe.

Häßler, F. & Fegert, J. (2012). Hyperkinetische Störungen. In J. M. Fegert, C. Eggers & F. Resch, Psychiatrie und Psychotherapie des Kindes- und Jugendalters (S. 889–910). Berlin: Springer.

Hannesdottir, D. K. & Ollendick, T. (2007). The role of emotion regulation in the treatment of child anxiety disorders. Clinical Child and Family Psychology Review, 10, 275–293.

Harrington, R. C. (2001). Kognitive Verhaltenstherapie bei depressiven Kindern und Jugendlichen. Göttingen: Hogrefe.

Hartung, J. (2008). Störungen des Sozialverhaltens. In G. W. Lauth, F. Linderkamp, S. Schneider & U. Brack (Hrsg.), Verhaltenstherapie mit Kindern und Jugendlichen (S. 370–381). Weinheim: Beltz.

Henggeler, S. W., Schoenwald, S. K., Borduin, C. M., Rowland, M. D. & Cunningham, P. B. (2009). Multisystemic Therapy for Antisocial Behavior in Children and Adolescents. New York: Guilford.

Herpertz-Dahlmann, B. (2011). Störungen des Sozialverhaltens, Dissozialität und Delinquenz. In H. Remschmidt (Hrsg.), Kinder- und Jugendpsychiatrie. Eine praktische Einführung (S. 307–314). Stuttgart: Thieme.

Herpertz-Dahlmann, B. (2004). Psychopharmakologische Behandlung. In S. Schneider (Hrsg.), Angststörungen bei Kindern und Jugendlichen (S. 373–388). Berlin: Springer.

Hoberg, K. (2007). ADHS – der praktische Ratgeber für Schule und Unterricht. Bonn: Idee & Produkt Verlag.

Ihle, W. & Jahnke, D. (2005). Die Wirksamkeit familienbezogener Interventionsansätze bei Angststörungen und depressiven Störungen im Kindes- und Jugendalter. Kindheit und Entwicklung, 14, 12–20.

In-Albon, T. & Schneider, S. (2007). Psychotherapy of childhood anxiety disorders: a meta-analysis. Psychotherapy and Psychosomatic, 76, 15–24.

Jensen, P. S., Hinshaw, S. P., Kraemer, H. C., Lenora, N., Newcorn, J. H., Abikoff, H. B., March, J. S., Arnold, L. E., Cantwell, D. P., Conners, C. K., Elliott, G. R., Greenhill, L. L., Hechtman, L., Hoza, B., Pelham, W. E., Severe, J. B., Swanson, J. M., Wells, K. C., Wigal, T. & Vitiello, B. (2001). ADHD comorbidity findings from the MTA study: comparing comorbid subgroups. Journal of the American Academy of Child and Adolescent Psychiatry, 40, 147–158.

Johnson, J. G., Cohen, P., Kasen, S., Smailes, E. & Brook, J. S. (2001). Association of maladaptive parental behavior with psychiatric disorder among parents and their offspring. Archives of General Psychiatry, 58, 453–460.

Kadesjö, B. & Gillberg, C. (2001). The comorbidity of ADHD in the general population of Swedish school-age children. Journal of Child Psychology and Psychiatry, 42, 487–92.

Kaltwasser, V. (2008). Achtsamkeit in der Schule. Weinheim: Beltz.

Koglin, U. & Petermann, F. (2008). Inkonsistentes Erziehungsverhalten – ein Risikofaktor für aggressives Verhalten? Zeitschrift für Psychiatrie, Psychologie und Psychotherapie, 56, 285–91.

Krohne, H. W. & Hock, H. (1994). Elterliche Erziehung und Angstentwicklung des Kindes. Bern: Huber.

Krowatschek, D., Krowatschek, G. & Hengst, U. (2011). Das ADS-Trainingsbuch, Band 1. Methoden, Strategien und Materialien für den Einsatz in der Schule. Lichtenau: AOL-Verlag.

Lakdawalla, Z., Hankin, B. L. & Mermelstein, R. (2007). Cognitive theories of depression in children and adolescents: a conceptual and quantitative review. Clinical Child and Family Psychology Review, 10, 1–14.

Lammers, C. H. (2006). Emotionsbezogene Psychotherapie. Stuttgart: Schattauer.

Landolt, M. A. & Hensel, T. (Hrsg.). (2012). Traumatherapie bei Kindern und Jugendlichen. Göttingen: Hogrefe.

Last, C. G., Hansen, C. & Franco, N. (1997). Anxious children in adulthood: a prospective study of adjustment. Journal of the American Academy of Child and Adolescent Psychiatry, 36, 645–652.

Lauth, G. W. & Schlottke, P. F. (2009). Training mit aufmerksamkeitsgestörten Kindern. Weinheim: Beltz.

Lauth, G. W. & Heubeck, B. (2006). Kompetenztraining für Eltern sozial auffälliger Kinder (KES). Göttingen: Hogrefe.

Lauth, G. W. & Naumann, K. (2009). ADHS in der Schule: Übungsprogramm für Lehrer. Weinheim: Beltz.

Manassis, K. & Bradley, S. J. (1994). The development of childhood anxiety disorders: toward an integrated model. Journal of Applied Developmental Psychology, 15, 345–366.

Mattejat, F. (2005). Evidenzbasierte Prinzipien und Grundkomponenten familientherapeutischer Interventionen bei psychischen Störungen von Kindern und Jugendlichen. Kindheit und Entwicklung, 14, 3–11.

Maughan, B., Rowe, R., Messer, J., Goodman, R. & Meltzer, H. (2004). Conduct disorder and oppositional defiant disorder in a national sample: developmental epidemiology. Journal of Child Psychology and Psychiatry, 45 (3), 609–621.

Maur-Lambert, S., Landgraf, A. & Oehler, K. U. (2003). Gruppentraining für ängstliche und sozial unsichere Kinder und ihre Eltern. Dortmund: verlag modernes lernen.

McCart, M. R., Priester, P. E., Davies, W. H. & Azen, R. (2006). Differential effectiveness of behavioral parent-training and cognitive-behavioral therapy for antisocial youth: a meta-analysis. Journal of Abnormal Child Psychology, 34, 527–543.

McMahon, R. J. & Kotler, J. S. (2006). Conduct problems. In D. A. Wolfe & E. J. Mash (Eds.), Behavioral and Emotional Disorders in Adolescents (pp. 153–225). New York: Guilford Press.

Mehler-Wex, C. (2008). Depressive Störungen (Manuale psychischer Störungen bei Kindern und Jugendlichen). Berlin: Springer.

Mineka, S. & Zinbarg, R. (2005). A contemporary learning theory perspective on the etiology of anxiety disorders. American Psychologist, 61, 10–26.

Moffitt, T. E., Arseneault, L., Jaffee, S. R., Kim-Cohen, J., Koenen, K. C., Odgers, C. L., Slutske, W. S. & Viding, E. (2008). Research review: DSM-V conduct disorder: research needs for an evidence base. The Journal of Child Psychology and Psychiatry, and Allied Disciplines, 49, 3–33.

Mulvaney, S., Lambert, E. W., Garber, J. & Walker, L. S. (2006). Trajectories of symptoms and impairment for pediatric patients with functional abdominal pain: A 5-year longitudinal study. Journal of the American Academy of Child and Adolescent Psychiatry, 45, 737–744.

Muris, P. & Broeren, S. (2009). Twenty-five Years of Research on Childhood Anxiety Disorders. Journal of Child and Family Studies, 18, 388–395.

Neuhaus, C. (2002). Das hyperaktive Kind und seine Probleme. Freiburg: Urania.

Neuhaus, C., Trott, G.-E., Berger-Eckert, A., Schwab, S. & Townson, S. (2009). Neuropsychotherapie der ADHS: Das Elterntraining für Kinder und Jugendliche (ETKJ ADHS) unter Berücksichtigung des selbst betroffenen Elternteils. Stuttgart: Kohlhammer.

Noeker, M. (2007). Funktionelle und somatoforme Störungen im Kindes- und Jugendalter. Göttingen: Hogrefe.

Oehler, C., Born A. & Oehler, K. (2001). Gruppentrainingsprogramm für Eltern mit ADD/ADHD-Kindern. Unveröffentlichtes Manuskript. Würzburg: KJP-Fortbildungsinstitut.

Pappadopulos, E., Woolston, S., Chait, M., Connor, D. & Jensen, P. S. (2006). Pharmacotherapy of aggression in children and adolescents: efficacy and effect size. Journal of the Canadian Academy of Child and Adoslescent Psychiatry, 15, 27–39.

Pelham, W. E. & Fabiano, G. A. (2008). Evidence-based psychosocial treatments for Attention-Deficit / Hyperactivity Disorder. Journal of Clinical Child & Adolescent Psychology, 37, 184–214.

Petermann, F. & Petermann, U. (2010). Training mit Jugendlichen: Aufbau von Arbeits- und Sozialverhalten. Göttingen: Hogrefe.

Pfiffner, L. J., McBurnett, K. Rathouz, P. J. & Judice, S. (2005). Family Correlates of Oppositional and Conduct Disorders in Children With Attention Deficit/Hyperactivity Disorder. Journal of Abnormal Child Psychology, 33, 551–563.

Phillips, N. K., Hammen, C. L., Brennan, P. A., Najman, J. M. & Bor, W. (2005). Early adversity and the prospective prediction of depressive and anxiety disorders in adolescents. Journal of Abnormal Child Psychology, 33, 13–24.

Plück, J., Döpfner, M. & Lehmkuhl, G. (2000). Internalisierende Auffälligkeiten bei Kindern und Jugendlichen in Deutschland – Ergebnisse der PAK-KID-Studie. Kindheit und Entwicklung, 9, 133–142.

Plück, J., Wieczorrek, E., Wolff Metternich, T. & Döpfner, M. (2006). Präventionsprogramm für Expansives Problemverhalten (PEP)mit CD-ROM: Ein Manual für Eltern- und Erziehergruppen. Göttingen: Hogrefe.

Polanczyk, G., Silva de Lima, M., Lessa Horta, B., Biederman, J. & Rohde, L. A. (2007). The worldwide prevalence of ADHD: a systematic review and metaregression analysis. American Journal of Psychiatry, 164, 942–948.

Polier, G. G., Vloet, T. D., Herpertz-Dahlmann, B., Laurens, K. R. & Hodgins, S. (2012). Comorbidity of conduct disorder symptoms and internalising problems in children: investigating a community and a clinical sample. European Child & Adolescent Psychiatry, 21 (1), 31–38.

Ries Merikangas, K., He, J., Burstein, M., Swanson, S. A., Avenevoli, S., Cui, L., Benjet, C., Georgiades, K. & Swendsen, J. (2010). Lifetime prevalence of mental disorders in U. S. adolescents. Journal of the American Academy of Child and Adolescent Psychiatry, 49, 980–989.

Rosner, R. (2011). Behandlung sozialer Phobien bei Kindern und Jugendlichen. Vortragspräsentation unter http://www.avm-d.de/kongress/downloads.html [17. 12. 2012].

Schmid, M. (2008). Entwicklungspsychopathologische Grundlagen einer Traumapädagogik. Trauma und Gewalt, 4, 288–309 (Themenheft »Traumapädagogik«).

Schmid, M., Goldbeck, L., Nuetzel, J. & Fegert, J. M. (2008). Prevalence of mental disorders among adolescents in German youth welfare institutions. Child and Adolescent Psychiatry and Mental Health, 2.

Schmid, M., Fegert, F. & Petermann, F. (2010). Traumaentwicklungsstörung: Pro und Contra. Kindheit und Entwicklung, 19, 47–63.

Schneider, S. (2004). Angststörungen bei Kindern und Jugendlichen. Berlin: Springer.

Schreier, A., Wittchen, H.-U., Höfler, M. & Lieb, R. (2008). Anxiety disorders in mothers and their children: prospective longitudinal community study. The British Journal of Psychiatry, 192, 308–309.

Schröder, A. (2006). ADS in der Schule. Handreichungen für Lehrer und Lehrerinnnen. Göttingen: Vandenhoeck & Ruprecht.

Schwenck, C., Schmitt, D., Sievers, S., Romanos, M., Warnke, A. & Schneider, W. (2011). Kognitive und emotionale Empathie bei Kindern und Jugendlichen mit ADHS und Störung des Sozialverhaltens. Zeitschrift für Kinder- und Jugendpsychiatrie und Psychotherapie, 39, 265–276.

Shaw, P., Eckstrand, K., Sharp, W., Blumenthal, J. Lerch, J. P., Greenstein, D., Clasen, L., Evans, A., Giedd, J. & Rapoport, J. L. (2007). Attention-deficit / hyperactivity disorder is characterized by a delay in cortical maturation. Proceedings of the National Academy of Sciences, 104, 19649–19654.

Sheffield Morris, A. (2007). The role of the family context in the development of emotion regulation. Social Development, 16, 361–388.

Sobanski, E., Banaschewski, T., Asherson, P., Buitelaar, J., Chen, W., Franke, B., Holtmann, M., Krumm, B., Sergeant, J., Sonuga-Barke, E., Stringaris, A., Taylor, E., Anney, R., Ebstein, R. P., Gill, M., Miranda, A., Mulas, F., Oades, R. D., Roeyers, H., Rothenberger, A., Steinhausen, H.-C. & Faraone, S. V. (2010). Emotional lability in children and adolescents with Attention Deficit / Hyperactivity Disorder (ADHD): Clinical correlates and familial prevalence. Journal of Child Psychology and Psychiatry, 51, 915–923.

Sonuga-Barke, E., Bisakou, P. & Thompson, M. (2010). Beyond the Dual Pathway Model: Evidence for the dissociation of timing, inhibitory, and delay-related impairments in Attention-Deficit / Hyperactivity Disorder. Journal of the American Academy of Child & Adolescent Psychiatry, 49, 345–355.

Southam-Gerow, M. A. (2003). Child-focused cognitive-behavioral therapies. In C. A. Essau (Ed.), Conduct and Oppositional Defiant Disorder (pp. 257–278). London: Erlbaum.

Spitzer, M. (2008). Pubertät im Kopf. Nervenheilkunde, 27, 674–678.

Stadler, C. (2012). Störungen des Sozialverhaltens – Sind neue Erklärungsansätze eine Grundlage für eine evidenzbasierte Klassifikation und Behandlung? Zeitschrift für Kinder- und Jugendpsychiatrie und Psychotherapie, 40, 7–19.

Steinberg, L. (2007) Cognitive and affective development in adolescence. Trends in Cognitive Sciences, 9, 69–74.

Strawn, J. R., Wehry, A. M., DelBello, M. P., Rynn, M. W. & Strakowski, S. (2012). Establishing the neurobiologic basis of treatment in children and adolescents with generalized anxiety disorder. Depression and Anxiety, 29, 328–339.

Suhr-Dachs, L. & Döpfner, M. (2005). Leistungsängste – Therapieprogramm für Kinder und Jugendliche mit Angst- und Zwangsstörungen (THAZ), Band 1. Göttingen: Hogrefe.

Toplak, M. E., Connors, L., Shuster, J., Knezevic, B. & Parks, S. (2008). Review of cognitive, cognitive-behavioral, and neural-based interventions for Attention-Deficit / Hyperactivity Disorder (ADHD). Clinical Psychology Review, 28, 801–823.

Trott, G. E. & Oehler, K. U. (2006). Selektive Serotonin-Wiederaufnahmehemmer bei Kindern und Jugendlichen. Psychoneuro, 32, 275–278.

Van der Kolk, B., Pynoos, R. S., Cicchetti, D., Cloitre, M., D'Andrea, W., Ford,J. D., Lieberman, A. F., Putnam, F. W., Saxe, G., Spinazzola, J., Stolbach, b. C. & Teicher, M. (2009). Proposal to include a Developmental Trauma Disorder for Children and Adolescents in DSM-V. Quelle: http://www.beforeyoutakethatpill.com / 2009 / 5 / DTD_NCTSN.pdf [17. 12. 2012].

Van der Oord, S., Prins, P. M. J., Oosterlaan, J. & Emmelkamp, P. M. G. (2008). Efficacy of methylphenidate, psychosocial treatments and their combination in school-aged chil-

dren with ADHD: A meta-analysis. Clinical Psychology Review, 28, 783–800.
Warren, S. L., Huston, L., Egeland, B. & Sroufe L. A. (1997). Child and adolescent anxiety disorders and early attachment. Journal of the American Academy of Child and Adolescent Psychiatry, 36, 637–644.
Weaver, I. C., Champagne, F. A., Brown, S. E., Dymov, S., Sharma, S., Meaney, M. J. & Szyf, M. (2005). Reversal programming of stress responses in adult offspring methyl supplementation: altering epigenetic marking life. Journal of Neuroscience, 25, 11045–11 054.
Wermter, A.-K., Laucht, M., Schimmelmann, B. G., Banaschewski, T., Sonuga-Barke, E. J. S., Rietschel, M. & Becker, K. (2010). From nature versus nurture, via nature and nurture, to gene x environment interaction in mental disorders. European Child and Adolescent Psychiatry, 19, 199–210.
Wolff, J. C. & Ollendick, T. H. (2006). The comorbidity of conduct problems and depression in childhood and adolescence. Clinical Child and Family Psychology Review, 9 (3–4), 201–220.
Zeman, J., Cassano, M., Perry-Parrish, C. & Stegall, S. (2006). Emotion regulation in children and adolescents. Developmental and Behavioral Pediatrics, 27, 155–168.

Hinweise zu den Online-Materialien

Sie können alle Arbeitsblätter dieses Buches von unserer Internetseite (http://www.beltz.de) ausdrucken. Sie kommen zu den Materialien, indem Sie auf die Seite des Titels gehen, den Link zu den Materialien anklicken und dann folgendes Passwort eingeben: **yKUFPAx6** (Groß- und Kleinschreibung beachten). Dann können Sie die gewünschten Arbeitsmaterialien öffnen und die pdf-Dateien über die Druckfunktion des Browsers ausdrucken.

Folgende Arbeitsblätter finden Sie in den Online-Materialien:
Arbeitsblatt 1 Rückmeldebogen
Arbeitsblatt 2 Rückmeldebogen – J
Arbeitsblatt 3 Selbsteinschätzungsbogen
Arbeitsblatt 4 Stempelblatt
Arbeitsblatt 5 Gruppenregeln
Arbeitsblatt 6 Regel (6)
Arbeitsblatt 7 Teilnehmerurkunde
Arbeitsblatt 8 Übersichtsblatt der Übungsaufgaben
Arbeitsblatt 9 Leitfaden Auswahl-Elterngespräch
Arbeitsblatt 10 Kennenlern-Interview
Arbeitsblatt 11 Kennenlern-Interview – J
Arbeitsblatt 12 Gruppenregeln – J
Arbeitsblatt 13 Ich kann gut
Arbeitsblatt 14 Äpfel/Sterne
Arbeitsblatt 15 Heute habe ich geschafft
Arbeitsblatt 16 Elterninformation zu Lob und Zuwendung
Arbeitsblatt 17 Was ist mir heute positiv an meinem Kind aufgefallen? (Mutter)
Arbeitsblatt 18 Was ist mir heute positiv an meinem Kind aufgefallen? (Vater)
Arbeitsblatt 19 Ich mag an dir
Arbeitsblatt 20 Eltern-Interview
Arbeitsblatt 21 Betreuer-Interview
Arbeitsblatt 22 Was mir gut tut
Arbeitsblatt 23 Gemeinsame positive Aktivitäten
Arbeitsblatt 24 Elterninformation zu Stress
Arbeitsblatt 25 So war ich glücklich
Arbeitsblatt 26 So war ich traurig
Arbeitsblatt 27 Wenn ich traurig bin
Arbeitsblatt 28 Ich war traurig
Arbeitsblatt 29 Elterninformation zu Empathie
Arbeitsblatt 30 Angst beschreiben

Arbeitsblatt 31 Wie sieht Angst bei meinem Kind aus?
Arbeitsblatt 32 Elterninformation zu Angst: Soziale Ängste
Arbeitsblatt 33 Elterninformation zu Angst: Schul- und Leistungsängste
Arbeitsblatt 34 Wut beschreiben
Arbeitsblatt 35 Wut beschreiben – J
Arbeitsblatt 36 Wut – Verhaltensbeobachtung
Arbeitsblatt 37 Mein Innenleben
Arbeitsblatt 38 Gefühle bei meinem Kind
Arbeitsblatt 39 Marcs Gedanken
Arbeitsblatt 40 Gute Gedanken
Arbeitsblatt 41 Mutmachspruch
Arbeitsblatt 42 Meine typischen Wolkengedanken
Arbeitsblatt 43 Elterngedanken
Arbeitsblatt 44 Marie denkt
Arbeitsblatt 45 Gedankendetektiv
Arbeitsblatt 46 Hilfreiche Gedanken
Arbeitsblatt 47 Elterninformation zum Einfluss von Gedanken
Arbeitsblatt 48 Bild Nr. 1
Arbeitsblatt 49 Bild Nr. 2
Arbeitsblatt 50 Bild Nr. 3
Arbeitsblatt 51 Ich versetze mich in andere hinein
Arbeitsblatt 52 Ich versetze mich in andere hinein (Betreuer)
Arbeitsblatt 53 Wie wirke ich auf andere Menschen
Arbeitsblatt 54 … und wie wirken andere Menschen auf mich?
Arbeitsblatt 55 Elterninformation zur Selbstwahrnehmung
Arbeitsblatt 56 Ich
Arbeitsblatt 57 Verständnis?
Arbeitsblatt 58 Wenn ich traurig oder unglücklich bin …
Arbeitsblatt 59 Was fühle, denke und mache ich?
Arbeitsblatt 60 Stopp
Arbeitsblatt 61 Wenn ich wütend bin …
Arbeitsblatt 62 Protokoll Wut
Arbeitsblatt 63 Protokoll Wut 2
Arbeitsblatt 64 Elterninformation zum Umgang mit Wut
Arbeitsblatt 65 Was tun gegen die Angst?
Arbeitsblatt 66 Wie kann ich die Angst besiegen?
Arbeitsblatt 67 Der Mutmacher
Arbeitsblatt 68 Elterninformation zum Umgang mit Angst
Arbeitsblatt 69 Problemlöseplan
Arbeitsblatt 70 Imaginationsübung zum Thema Familie
Arbeitsblatt 71 Wer ist wie in unserer Familie?
Arbeitsblatt 72 Meine Familie

Sachwortverzeichnis

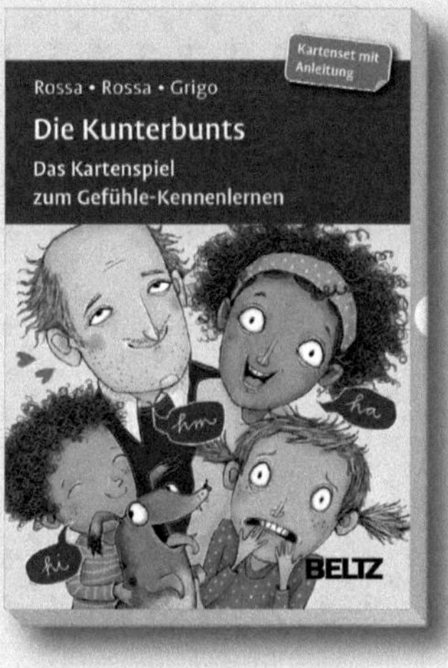

Kartenset mit Anleitung
Rossa • Rossa • Grigo
Die Kunterbunts
Das Kartenspiel zum Gefühle-Kennenlernen
BELTZ